もう悩まない！困らない！

一般病棟ナースのための
せん妄ケア

聖マリアンナ医科大学病院
多職種せん妄対策プロジェクト

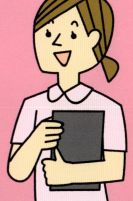

照林社

はじめに

　クリティカル領域では、数年前から、せん妄が大きなトピックスとして取り上げられるようになりました。その背景には、集中治療室におけるせん妄予防を積極的に実施しようという医療界の動きがあります。

　今回、この書籍の執筆に携わったメンバーのほとんどは、聖マリアンナ医科大学病院の「多職種せん妄ケアチーム」のメンバーです。本書は、そのチーム活動の準備段階として実施していた「多職種せん妄対策プロジェクト」の活動を元にして生まれたものです。

　しかし、プロジェクト活動が軌道にのって、ふと院内を見渡してみると、せん妄対策が必要なのは、集中治療室だけではないことが、くっきりと浮かび上がってきました。

　入院患者の平均年齢は80歳前後であり、それだけで入院によるせん妄発症リスクを伴います。また、在院日数が短縮化された今でも、患者が「手術を受ける」という事実に変わりはありません。入院期間が短くなったからこそ、以前にも増して、患者の精神的不安や苦痛への介入を強化しなければならない状況にあります。

　さらに、昔から疼痛時に多用されているペンタゾシンとヒドロキシジンや、ファモチジン（H_2ブロッカー）などは、あまりにも一般的になりすぎているからか、せん妄発症リスクを高める薬剤の1つであると、気づかれていないケースも少なくありません。

　このような現状から、どこの病棟の患者でも発症するせん妄を、多職種が一丸となって多方面からフォローすることで、院内全体のせん妄ケアの質向上をめざすことをスローガンに、私たちせん妄ケアチームは、本格的に活動することになりました。その多職種の知識と、これまでの実践で培った技術、日々の取り組みのなかで得られたコツ・ワザを、この1冊にまとめました。

　より臨床に近く、皆さんがすぐに使用できるように心がけて作った1冊です。皆さんの臨床ケアの一助となれば幸いです。

2017年11月

筆者を代表して
藤野智子

CONTENTS

総論

1 まずは、せん妄について知ろう

「せん妄」と「不穏」はイコールではない！ ……………… 津田泰伸　2
そもそも「せん妄」って何？　2／「せん妄」と、どのように判断するの？　2／せん妄には、どのような問題がある？　4

せん妄にも種類がある …………………………………………… 津田泰伸　6
せん妄のサブタイプ（亜型）って何？　6／どのサブタイプが、最も多いの？　6

せん妄が起こるメカニズム ……………………………………… 津田泰伸　10
ミクロな視点：せん妄と神経伝達物質の関係は？　11／マクロな視点：せん妄発症の「3因子」って何？　14

せん妄が患者に及ぼす悪影響 ………………………………… 中谷美紀子　16
せん妄の影響は、症状が消えたらなくなる？　16／術後の興奮や不穏、鎮静すればよいのでは…？　16／ICU向けの「J-PAD」、一般病棟でも役立つの？　17

せん妄と間違われやすい病態：鑑別のポイント ……………… 津田泰伸　22
「認知症」と「せん妄」、どのように見きわめる？　22／「うつ病」と「せん妄」、どのように見きわめる？　23／「睡眠障害」と「せん妄」、どのように見きわめる？　24

Step1　せん妄を「見抜く」

1 せん妄アセスメントについて知識を整理しよう

せん妄は、どんな患者にも起こりうる ……………………… 飯野好之　28
せん妄になるのは「高齢者だけ」ではないの？　28／せん妄の「3つの因子」には、どのようなものがある？　28

スクリーニングツールの種類と使い方 ········ 佐藤可奈子 34
せん妄のスクリーニングの方法は？ 34／スクリーニングツールには、どのようなものがある？ 35／スクリーニングツールは、どのように選ぶ？ 48／スクリーニングツールを、いつ使う？ 49／リスクアセスメントとスクリーニングの違いは？ 49

医療安全ツールを有効活用する ················ 佐藤可奈子 52
「医療安全」と「せん妄対策」、どのようにつながるの？ 52

アセスメント結果の"うまい"伝え方 ············· 飯野好之 56
「ISBARCでの報告」とは？ 56／"うまい報告"は、どうすればできるの？ 57

2 「見逃しがち」なせん妄を見抜くコツ

「低活動型せん妄」を見抜く ····················· 山下将志 60
低活動型を見抜くのは、コツをつかめば意外と簡単？ 60

処方薬剤から、せん妄を見抜く ········· 志村美咲、前田幹広 62
なぜ、薬剤の再評価が重要なの？ 62

「他の疾患による似た症状」との見きわめ ······· 中谷美紀子 64
「類似した症状が出る疾患」には、どのようなものがある？ 64

Step2　せん妄を「ケアする」

1 迷わず正しく薬を使おう

指示薬は、きちんと使う！ ····················· 渡邊真貴 68
昼夜逆転の恐れがあるときも、薬剤を使ってよいの？ 68／どのタイミングで指示薬を使えばよいの？ 68／どのタイミングで段階アップの判断をするの？ 71

せん妄の治療薬を理解する ··········· 志村美咲、前田幹広 72
「せん妄治療＝眠らせる」ではないの？ 72／抗精神病薬は、せん妄に対してどのように使う？ 72／抗精神病薬で注意すべき副作用は？ 74／抗精神病薬は「せん妄を治す薬」ではないの？ 77

「薬剤投与は早期から」が鉄則 ……………………………… 渡邊真貴　80
症状がないときも、せん妄治療の定時薬は使用すべき？　80／せん妄のサブタイプによって、副作用も異なるの？　81

薬剤投与後は、経過を医師に伝える ……………………… 渡邊真貴　82
薬剤投与後の観察では、何を、どのようにみる？　82／観察結果を医師に伝えるときのポイントは？　83

2 いま行っている「ケア」は適切か、振り返ろう

ナースだからこそできるケア ………………………………… 福澤知子　84
せん妄発症時のケア、具体的に何をする？　84／薬物療法を行う場合、観察以外に行うべきケアは？　90

リハビリテーションは積極的に！ ……………………… 堅田紘頌、横山仁志　94
リハビリテーションは、せん妄に効くの？　94／リハビリテーションの効果を、どのようにケアにつなげる？　95

家族とのかかわり方 …………………………………………… 福澤知子　98
せん妄について、家族にどのように伝える？　98／面会中の家族への支援では、具体的に何をする？　99

抑制せざるを得ないこともある ……………………………… 中谷美紀子　100
どのようなとき「抑制せざるを得ない」と判断するの？　100／「効果的な抑制」とは？　101／抑制によるせん妄悪化には、どのように対応する？　103

3 病態別・せん妄ケアの具体策

高齢者のせん妄 ………………………………………………… 山下将志　106
Point①苦痛の軽減と全身状態の改善を図る　106／Point②薬剤によるせん妄の長期化を考慮する　107／Point③これまでの生活背景を把握してケアする　108

急性期（術後、ICU）のせん妄 ……………………………… 小原秀樹　110
Point①せん妄を急性脳機能障害として考える　110／Point②客観的評価、病態把握、チーム対応がカギ　112

がん患者のせん妄 ……………………………………………… 三浦里織　116
Point①せん妄とがんの進行・増悪は関連している　116／

Point ② 低侵襲の手術でも、せん妄は起こりうる　117／Point ③ 化学療法では支持療法によるせん妄にも注意する　119／Point ④ 放射線療法によるせん妄は減りつつある　120／Point ⑤ オピオイドの開始・増量後はせん妄が生じやすい　120／Point ⑥ がん患者のせん妄にも多職種チームで対応する　121

がん終末期患者のせん妄 ……………………………… 三浦里織　124

Point ① がん終末期には不可逆的なせん妄が生じる　124／Point ② 「在宅」を視野に入れて考える　125

Step3　せん妄を「防ぐ」

1　減らせる薬は、なるべく減らす

薬剤についてチームで検討する ……………………… 志村美咲、前田幹広　128

「せん妄発症を予防する薬」はあるの？　128／「せん妄の原因となりうる薬」は、抗コリン薬だけ？　129／「せん妄の原因となりうる薬」を中止するかの判断は？　130

2　いつものケア＝せん妄予防ケア

まずは「全身状態の安定」をめざす ………………………… 小原秀樹　134

せん妄予防に、なぜ、全身管理が重要なの？　134

日常生活を整える …………………………………………… 山下将志　136

「日常を取り入れる援助」では、何をすればよいの？　136

周囲の環境を整える ………………………………………… 飯野好之　140

せん妄患者の安全、どのように守ればよい？　140

家族も「チームの一員」ととらえる ………………………… 福澤知子　142

「家族にしかできない役割」とは？　142

「せん妄予防」は、せん妄ケアの大事な柱 ………………… 藤野智子　144

せん妄を完全に予防することは、できないの？　144／原因がわからないのに、予防はできるの？　144

索引 …………………………………………………………………………… 146

もっと知りたい Q&A

「せん妄は意識障害」というけれど、JCSやGCSでは見抜けませんか？	津田泰伸	5
「せん妄は可逆性」というけれど、だんだん悪化している気がします…。	津田泰伸	5
日中は何ともないのに、なぜ、夜になるとせん妄が出るの？	津田泰伸	7
せん妄が発症していたら、一目でわかるもの？	津田泰伸	8
「がん患者のせん妄」と「急性期患者のせん妄」。メカニズムは同じ？	津田泰伸	9
高齢者や術後患者は、必ずせん妄になるの？	津田泰伸	15
鎮静薬は、術後せん妄の原因になりますか？	津田泰伸	15
せん妄だったときのこと、患者は、どう記憶しているの？	中谷美紀子	20
せん妄が減れば、転倒・転落も減る？	中谷美紀子	20
せん妄と間違われやすいBPSDって何？	津田泰伸	25
脳血管障害患者のせん妄って、見きわめられるもの？	津田泰伸	26
若年患者は、せん妄にならないの？	飯野好之	32
小児も、せん妄になる？	津田泰伸	32
せん妄と深くかかわる「敗血症」ってどんなもの？	津田泰伸	33
ICUでDSTを使ってもいい？　CAM-ICUやICDSCでないとダメ？	佐藤可奈子	50
病棟ごとに適したスケールが違う…。どうすればいい？	佐藤可奈子	50
小児患者にも、成人患者と同じスケールを使っていいの？	佐藤可奈子	50
先輩看護師は、なぜ「この患者、せん妄になりそう」とわかるの？	飯野好之	53
「いま診てほしい！」と伝えても、医師が来てくれないとき、どうする？	藤野智子	58
観察結果に基づく意見を伝えても、医師の認識が低いときは、どうする？	飯野好之	58
認知機能障害や幻覚の有無、さりげなく確認できる方法ってある？	山下将志	61
薬剤別の「せん妄発症率」って、わかるんですか？	志村美咲	63
ショックに陥っても、意識消失が起こらないことってあるの？	中谷美紀子	66
指示薬を使ったら、よけいに症状が悪化したのですが…。	渡邊真貴	71
せん妄症状が強くなってから抗精神病薬を使っても、効果はあるの？	志村美咲	78
不穏のみ（不眠はない）でも「不眠・不穏時」指示薬を投与すべき？	志村美咲	78
「せん妄患者を薬剤で眠らせる」ことに、抵抗感を覚えます…。	志村美咲	78
精神科医やリエゾンチームがいない施設では、どのように対応すればいい？	渡邊真貴	81

「せん妄状態が落ち着いた」と判断するための指標ってあるの？	渡邊真貴	83
せん妄を「長引かせない」ために、大切なことは？	福澤知子	92
快刺激になりそうなケアを、患者が嫌がるのですが…。	福澤知子	92
患者が「悪いナースがいる」などと変なことばかり言うので困ります…。	福澤知子	93
ナースができる「せん妄へのリハビリテーション的アプローチ」は？	堅田紘頌	96
介入が難しい患者に対して、EM（早期モビライゼーション）をどう取り入れる？	堅田紘頌	96
時間がないなかで、面会時の家族にうまくかかわるコツは？	福澤知子	99
抑制解除のための「毎日の介入・ケア」。具体的に、何をすればいい？	中谷美紀子	104
がんばっているのに、抑制も減らず、介入の成果もみえません…。	藤野智子	105
認知症高齢者のせん妄には、どのようにかかわればいい？	山下将志	109
昼間の覚醒を促したいのに、患者が嫌がります…。	山下将志	109
せん妄ケアチームでは、具体的に、どのような活動をするの？	小原秀樹	113
最近、話題のPICSって何？　せん妄とも関係あるの？	藤野智子	115
がん患者のせん妄に対する「DELTAプログラム」って何？	三浦里織	122
終末期がん患者の「せん妄症状」と「苦痛・疼痛」、どう見きわめればいい？	三浦里織	126
睡眠薬や胃腸薬でもせん妄が起こるって本当？	志村美咲	130
せん妄の原因となりうる薬を中止できない場合は、どうすれば…？	志村美咲	130
せん妄に関連する電解質異常、具体的にはどんなもの？	小原秀樹	135

- 本書で紹介しているアセスメント方法や、治療・ケアなどの方法は、各執筆者が臨床例をもとに展開しています。実践により得られた方法を普遍化すべく努力しておりますが、万一、本書の記載内容によって不測の事故等が起こった場合、編者、著者、出版社はその責を負いかねますことをご了承ください。
- 本書に記載している薬剤・機器等の選択・使用法などについては、出版時最新のものです。薬剤や機器等の使用にあたっては、個々の添付文書や取扱説明書を参照し、適応や使用法等については常にご留意ください。
- 本書に掲載した写真は、臨床例のなかから、患者さん本人・ご家族の同意を得て使用しています。また、取りあげた症例は、病棟で起こりうる場面をもとに設定した架空のものです。

装丁：西垂水 敦・太田斐子（krran）　　本文イラスト：エダりつこ
カバーイラスト：サタケシュンスケ　　本文デザイン・DTP：CCK／広研印刷

■執筆：聖マリアンナ医科大学病院 多職種せん妄対策プロジェクト

津田泰伸	聖マリアンナ医科大学病院 看護部 副師長 急性・重症患者看護専門看護師	
中谷美紀子	東京純心大学看護学部看護学科 助教 急性・重症患者看護専門看護師	
飯野好之	前・聖マリアンナ医科大学病院看護部 集中ケア認定看護師	
藤野智子	聖マリアンナ医科大学病院 消化器・一般外科病棟 師長 急性・重症患者看護専門看護師／集中ケア認定看護師	
佐藤可奈子	聖マリアンナ医科大学病院 消化器・一般外科病棟 主任 集中ケア認定看護師	
山下将志	聖マリアンナ医科大学病院 救命救急センター 主任 集中ケア認定看護師	
志村美咲	聖マリアンナ医科大学病院 薬剤部 精神科薬物療法認定薬剤師	
前田幹広	聖マリアンナ医科大学病院 薬剤部 係長	
渡邊真貴	聖マリアンナ医科大学病院 ハートセンター北病棟 副師長 集中ケア認定看護師	
福澤知子	聖マリアンナ医科大学病院 脳神経外科病棟 師長 集中ケア認定看護師	
堅田紘頌	聖マリアンナ医科大学病院 リハビリテーション部 主任	
横山仁志	聖マリアンナ医科大学病院 リハビリテーション部 技術科長補佐	
小原秀樹	聖マリアンナ医科大学病院 救命救急センター 主任 救急看護認定看護師	
三浦里織	首都大学東京 健康福祉学部看護学科 准教授 がん看護専門看護師	

■編集

藤野智子	聖マリアンナ医科大学病院 消化器・一般外科病棟 師長 急性・重症患者看護専門看護師／集中ケア認定看護師

■医学監修

南雲智子	富士通株式会社 健康推進本部 メンタル支援室長 聖マリアンナ医科大学 緩和医療寄附講座 非常勤講師

総論

まずは、せん妄について知ろう

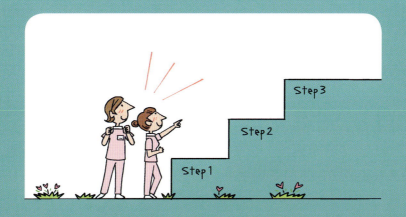

1 まずは、せん妄について知ろう

「せん妄」と「不穏」はイコールではない！

そもそも「せん妄」って何？

皆さんは「せん妄」と聞くと、どのようなイメージをもつでしょうか？

興奮、暴力、点滴抜去や転倒・転落など、不穏行動が激しく、対応に悩む患者を想起するかもしれません。おそらく、せん妄は、私たち医療者にとって、あまりよいイメージをもてないものだと思います。

せん妄は「病態」

せん妄は、臨床で、しばしば遭遇する多彩な精神症状を呈する**精神障害**の一群です。

精神障害の病因は、①外因性（身体因性）、②内因性、③心因性の3つに分類されますが、外因性の代表ともいえるのが、せん妄です（**表1**）。

つまり、せん妄は、外因（何らかの身体疾患あるいは全身状態の変化）に伴って一定の精神症状を呈するため、外因が改善すれば、精神症状も改善するのです。

多くの場合、せん妄は、比較的急速（通常、数時間あるいは数日単位）に発症し、日内変動ともいわれる動揺性の経過をたどります。

せん妄は意識障害を伴う

せん妄の病態の基礎には、さまざまな程度の**意識障害**があります。

意識障害は、意識の深さの障害（**意識混濁**）と、意識の質の障害（**意識変容**）という視点で評価します。

意識混濁は、医療者が、JCSなどで評価しているものです。注意障害、認知障害（記憶欠損、失見当識など）を評価しています。

一方、意識変容は、知覚の変化（幻覚など）、思考散乱、困惑、夢幻様体験などの視点で評価していきます。

せん妄は、軽度の意識混濁にさまざまな程度の意識変容を伴った状態[1]といえます。

不穏は「引き起こされた状態」

せん妄は**不穏**を誘発させますが、不穏＝せん妄ではありません。

不穏とは、「過剰な動き」「行動の増加した状態」であり、落ち着きがなくなったり、叫んで暴れたりする**興奮状態**をいいます。

「せん妄」と、どのように判断するの？

せん妄の診断基準

せん妄の診断や評価には、いくつかの基準や評価スケールが利用されています。

診断基準として使われているのは、DSM-5[2]とICD-10[3]です（**表2**）。これらの診断基準から

表1 精神疾患の病因分類

外因性精神障害	身体的な病因により生じるもの ● 器質性精神障害：脳に一次病変あり ● 症状性精神障害：身体疾患により二次的に生じる ● 中毒性および薬剤性精神障害
内因性精神障害	脳に原因があるが、特定できていないもの ● 統合失調症　● 躁うつ病（双極性障害）
心因性精神障害	心理的葛藤や現実的ストレスによるもの ● 神経症　● パーソナリティ障害

鑑別の順序 ↓

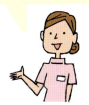

外因性ではあらゆる精神症状が起こりえます。心因性と決めつけず、隠れた身体疾患がないか判断しましょう！

表2 せん妄の診断基準

DSM-5：米国精神医学会による疾患の分類と診断の手引 第5版

A	注意の障害（すなわち、注意の方向づけ、集中、維持、転換する能力の低下）および意識の障害（環境に対する見当識の低下）
B	その障害は短期間のうちに出現し（通常数時間〜数日）、もととなる注意および意識水準からの変化を示し、さらに1日の経過中で重症度が変動する傾向がある
C	さらに認知の障害を伴う（例：記憶欠損、失見当識、言語、視空間認知、知覚）
D	基準AおよびCに示す障害は、他の既存の、確定した、または進行中の神経認知障害ではうまく説明されないし、昏睡のような覚醒水準の著しい低下という状況下で起こるものではない
E	病歴、身体診察、臨床検査所見から、その障害が他の医学的疾患、物質中毒または離脱（すなわち、乱用薬物や医療品によるもの）、または毒物への曝露、または複数の病因による直接的な生理学的結果により引き起こされたという証拠がある

American Psychiatric Association編, 日本精神神経学会 日本語版用語監修：DSM-5精神疾患の診断・統計マニュアル. 医学書院, 東京, 2014：588. より引用

ICD-10：国際疾病分類 第10版

A	意識と注意の障害（意識は混濁から昏睡まで連続性があり、注意を方向づけ、集中し、維持し、そして転導する能力が減弱している）
B	認知の全体的な障害（知覚のゆがみ、視覚的なものが最も多い錯覚および幻覚。一過性の妄想を伴うことも伴わないこともあるが、抽象的な思考と理解の障害で、典型的にはある程度の思考散乱を認める。即時記憶および短期記憶の障害を伴うが、長期記憶は比較的保たれている。時間に関する失見当識、ならびに重症例では場所と人物に関する失見当識を示す）
C	精神運動性障害（寡動あるいは多動と一方から他方へと予測不能な変化。反応時間延長。発語の増加あるいは減少。驚愕反応の増大）
D	睡眠-覚醒周期の障害（不眠、あるいは重症例では全睡眠の喪失あるいは睡眠-覚醒周期の逆転。昼間の眠気。症状の夜間増悪。覚醒後も幻覚として続くような睡眠を妨げる夢または悪夢）
E	感情障害、例えば抑うつ、不安あるいは恐怖、焦燥、多幸、無感情あるいは困惑

World Health Organization編, 融道男, 小見山実, 大久保善朗, 監訳：ICD-10精神および行動の障害—臨床記述と診断ガイドライン. 医学書院, 東京, 2005：69-70. より引用

も、せん妄は「急性に発症し、日内変動と可逆性があるもの。軽度から中等度の意識混濁に、興奮、錯覚や幻覚・妄想などの認知・知覚障害（意識変容）を伴った特殊な意識障害」だとわかるでしょう。

DSM-5では、「病歴・身体診察・臨床検査所見から、その障害が一般身体疾患、物質中毒または離脱、もしくは毒性物質への曝露といった直接的な生理学的結果もしくは多重の病因により引き起こされたという証拠がある」とされています。

複数の要因や環境的な要因が重なって生じていることが多く、この「直接的な根拠」を特定することは、実際には困難です。

だからこそ、せん妄が疑われる場合には、原因検索を進めながら、考えられる要因を1つ1つ解消し、症状の変化から因果関係を考えるアプローチが必要なのです。

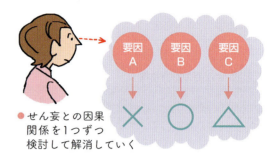

● せん妄との因果関係を1つずつ検討して解消していく

せん妄の病因は1つではない

先ほど、せん妄の病因は外因性（身体因性）がメインだと述べました。しかし、せん妄は、

せん妄には、どのような問題がある？

せん妄を発症することで、臨床的に問題となるのは、その患者の「疾患に対する治療や検査・看護などが困難になってしまうこと」です。

医療安全の問題

安静が必要な患者にせん妄が発生すると、不穏・興奮によって安静を保てず、静脈ラインや尿道留置カテーテルの事故（自己）抜去や、転倒・転落が起こりえます。

ICUなど集中治療の場で事故（自己）抜去が起こると、生命の危機的状態に直結しかねません。

身体的にも看護必要度の高い患者にせん妄が発症すると、看護師の負担は大きくなり、疲弊してしまいます。

医療経済の問題

興奮や危険な行動が目立たなくても、昼夜のリズムが崩れ、活動性が低下し、認知障害が象徴となる低活動型せん妄 ➡P.6 となれば、離床やリハビリテーションが進まず、患者のADLの低下や在院日数の延長につながります。

その結果、当然ですが、医療経済的な負担も増えていきます。

患者・家族の苦痛

せん妄は、医療者にとって治療や対応に苦慮する難しいものですが、当事者である患者や家族にとって苦痛な経験であることも、忘れてはならない視点です。現に、せん妄発症中の記憶があった患者の86％が「苦痛であった」[4]と話しています。

せん妄は、療養の場で、適切に対応しなければならない非常に重要な問題なのです。

（津田泰伸）

● 文献

1. 松下正明編：器質・症状性精神障害．中山書店，東京，1997：10-26.
2. American Psychiatric Association編，日本精神神経学会 日本語版用語監修：DSM-5精神疾患の診断・統計マニュアル．医学書院，東京，2014：588.

もっと知りたい Q&A

 「せん妄は意識障害」というけれど、JCSやGCSでは見抜けませんか？

 残念ながら、見抜けません。
JCSやGCSでは、意識状態しか把握できないためです。

　JCS*¹は、「刺激」と「覚醒」の関係から、意識を9段階で評価するもので、脳血管障害や頭部外傷の重症度・緊急度や進行度を知る目的で作成された評価指標です。一方、GCS*²は、意識を「開眼」を4段階、「発語」を5段階、「運動」を6段階に分け、それぞれの最良応答で評価し、合計点で重症度・緊急度を判断する評価指標です。

　せん妄の診断基準は、以下の4項目からなります。
① 注意を集中し持続する能力の低下を伴う**意識障害**
② **認知障害**（記憶欠損、失見当識など）や**知覚障害**（幻覚）
③ 短時間での出現（通常数時間から数日）や変動性
④ 病歴・身体診察または臨床検査所見からの原因の存在

　JCSやGCSで把握できるのは**意識障害**だけ（せん妄診断基準①の経時的評価だけ）です。せん妄と評価するには、精神状態の評価（認知や知覚、症状の日内変動）も必要なのです。

（津田泰伸）

＊1　JCS（Japan Coma Scale）：ジャパン・コーマ・スケール
＊2　GCS（Glasgow Coma Scale）：グラスゴー・コーマ・スケール

 「せん妄は可逆性」というけれど、だんだん悪化している気がします…。

 せん妄が悪化しているのではなく、原疾患が悪化している可能性が高いと考えられます。

　せん妄は一過性で、自然に寛解する（一定の時間が経てば元の状態に戻る"可逆的"なもの）と考えられています。「あんなに暴れていたのに、いつの間にか普通に戻っている!?」「笑顔がみられるようになって、まるで人が変わったみたい！」などの経験がある方も多いでしょう。しかし、せん妄が寛解して元の状態に戻るケースばかりではありません。

　高齢で、原疾患がより重症な患者では、退院後にせん妄が持続することが明らかとなっています。退院する際に、せん妄は改善していると考えられがちですが、3か月以上、認知障害・軽度の精神運動行動の変化が残る（**持続性せん妄**）患者もいます。持続性せん妄となると、予期せぬ再入院や死亡率が高まる可能性が指摘されています[3]。

　せん妄の改善は、背景にある原疾患への治療が功を奏し、全身状態が改善していることを示唆します。つまり、**せん妄の悪化**は、**病状の悪化**を示しているかもしれないのです。

　せん妄の増悪因子をすべて特定し、治療（対応）することは、せん妄状態の持続期間を短縮するカギとなります。できる限りせん妄を発症させない予防の視点、また、発症後には早期に回復させることで、せん妄による一連の合併症をコントロールすることが大切です。

（津田泰伸）

3. World Health Organization編，融道男，小見山実，大久保善朗，他訳：ICD-10精神および行動の障害―臨床記述と診断ガイドライン．医学書院，東京，2005：69-70．
4. Grover S, Ghosh A, Ghormode D. Experience in delirium: Is it distressing?. *J Neuropsychiatry Clin Neurosci* 2015；27(2)：139-146.
5. Miu DK, Chan CW, Kok C：Delirium among elderly patients admitted to a post-acute care facility and 3-months outcome. *Geriatr Gerontol Int* 2016；16(5)：586-592.

1 まずは、せん妄について知ろう

せん妄にも種類がある

▶ せん妄のサブタイプ（亜型）って何？

せん妄は、状態によって、以下の3つに分類されます（表1）。

過活動型せん妄

せん妄というと、「興奮」「不穏」「点滴抜去」「転倒・転落」など、医療者にとって"困った"患者を想起するかもしれません。これらは、すべて、**過活動型せん妄**の症状です。

過活動型せん妄の多くは、このような問題行動で発見されます。

低活動型せん妄

逆に、**低活動型せん妄**は、「無表情」「無気力」「傾眠」など"おとなしめ"な症状がメインです。そのため、手のかからない患者と認識され、見逃されることも少なくありません。

混合型せん妄

混合型せん妄は、過活動型せん妄と低活動型せん妄の両者が混在するものです。

「日中はウトウトしていたのに、夜になったら急に不穏になる」などでは、混合型せん妄が疑われます。臨床では、**夜間せん妄**と呼ばれることが多いかもしれません。

▶ どのサブタイプが、最も多いの？

せん妄様症状を呈する**高齢入院患者**のせん妄発症率は、混合型（52％）、低活動型（19％）、過活動型（15％）、その他（14％）だったとの報告があります[1]。**重症疾患患者**が多いICUでのせん妄発症率は、混合型（54.9％）、低活動型（43.5％）、過活動型（1.6％）だったと報告されています[2]。つまり、私たちがせん妄と認識しやすい過活動型の割合は低く、多くは低活動型や混合型なのです。

また、発症率の高い低活動型と混合型を比較した結果、6か月後の死亡率が低活動型せん妄のほうが有意に高いという報告もあります[3]。つまり、**低活動型せん妄**は、診断が難しく、見逃されやすいだけでなく、死亡率も高いのです。

せん妄を見逃すと、診断や治療が遅れ、より病態が複雑化し、原疾患の治療が困難になるだけでなく、医療者や家族、もちろん患者本人の負担も増えていきます。

だからこそ、評価尺度を使用した積極的な評価と早期対応が必要なのです。

（津田泰伸）

表1 せん妄のサブタイプと臨床的特徴[4]

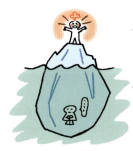

サブタイプ	特徴
過活動型	【主症状】刺激されやすく、興奮、錯乱、不穏、幻覚など 【鑑別】24時間以内に下記2項目以上の症状（せん妄発症前より認める症状ではない）が認められた場合 ● 運動活動性の量的増加 ● 活動性の制御喪失 ● 不穏 ● 徘徊
混合型	【主症状】両者の特徴を併せもつ 【鑑別】24時間以内に、過活動型ならびに低活動型両方の症状が認められた場合
低活動型	【主症状】注意の低下、不活発、不適切な会話など 【鑑別】24時間以内に下記2項目以上の症状（せん妄発症前より認める症状ではない）が認められた場合 ● 活動量の低下　必須 ● 行動速度の低下　必須 ● 状況認識の低下 ● 会話量の低下 ● 会話速度の低下 ● 無気力 ● 覚醒の低下/ひきこもり

もっと知りたい Q&A

Q 日中は何ともないのに、なぜ、夜になるとせん妄が出るの？

A 原因は不明です。他者とのかかわりがなくなることや、サーカディアンリズムが関連しているといわれます。

　いわゆる夜間せん妄は、サブタイプ「混合型」に該当します。夜間は過活動型、日中は低活動型の特徴を示す、日内変動（動揺性の経過）が著しいタイプです。

　せん妄の原因が不明である以上、夜間せん妄の原因も不明です。しかし、日中は他者とのかかわりのなかで保たれていた現状認知が保てなくなることで、不安が高じたり、環境・感覚の違いに気づいて不穏になったりしていると推測されます。サーカディアンリズムも関与しているといわれています。

　夜間の過活動は、睡眠覚醒リズムを乱し、昼夜逆転を引き起こします。この状態で薬物療法を開始するときは、過鎮静によって睡眠覚醒リズムの乱れをさらに悪化させないよう、薬剤至適量の調整が必要です。

　睡眠状況や日常生活行動への影響を把握するためには、24時間かかわる看護師の情報が重要です。昼間の覚醒度と活動性（例：リハビリテーションは順調か、など）を評価し、原疾患の治療を優先させつつ環境的配慮を行いましょう。

（津田泰伸）

もっと知りたい Q&A

Q せん妄が発症していたら、一目でわかるもの？

A いいえ、わかりません。
一目でわかるのは、過活動型や混合型の一部だけです。

　せん妄の32〜66％が見逃されている[5]といわれます。医療者は、せん妄患者の20〜50％しか症状を認識していないという報告[6]もあります。特に見逃されやすいのが低活動型です。

　低活動型の場合、昼間はウトウト眠り込み、強い興奮や危険行動は示しません。無気力や的外れな返答など、一見、認知症にもみえますが、ケアや治療の支障や、事故につながる行為がないため、手がかからない患者だと思われ、見逃されやすいのです。

　低活動型の評価ツールとして、森田ら[7]が開発した「Communication Capacity Scale（CCS）」[8]があります（表）。周囲の状況を理解して意思を適切に伝える能力を評価する尺度で、日常的に看護師が患者に問いかける内容で構成されています。患者の反応が「ちょっとおかしい？」と感じたら、せん妄を疑って、評価につなげてみましょう。

（津田泰伸）

表　CCS（低活動型せん妄の評価）

患者が周囲の状況を理解し、自らの意思を適切に伝える能力について、面接中の状態から、評価する

1. 意識水準	患者に「眠気の有無・程度」について質問する 0：覚醒しており、眠気はない 1：覚醒しているが、努力なしに起きていられる程度の眠気がある 2：覚醒しているが、起きているためには努力が必要である 3：自分では起きていられないが、言語的な刺激（声かけ）により覚醒する 4：自分では起きていられず、言語的な刺激では覚醒しないが、身体的な刺激（例：痛み・体位交換）により覚醒する 5：自分では起きていられず、身体的な刺激によっても覚醒しない
2. Open-ended questionに対する回答	患者に「今日、いちばんつらいことはなんですか？」と尋ねる 0：患者の回答は、首尾一貫し、適切である 1：患者の回答はやや的外れであるが、面接が長引くことはない 2：患者の回答は、明らかに的外れで、面接は長引くが、中断しない 3：患者の回答は、明らかに的外れで、面接が中断する。あるいは、答えられない
3. Closed-ended questionに対する回答	患者に「今、痛みはありますか？」と尋ねる 0：言葉で、はっきりと、適切に答えられる 1：言葉でこたえられないが、頷くなどの仕草で、はっきりと、適切に答えられる 2：（言葉、または、仕草のいずれによっても）曖昧に、また、不適切にしか答えられない 3：（言葉、または、仕草のいずれによっても）全く答えることができない
4. 自発的なコミュニケーション	面接中に、患者が自発的に話す内容によって評価する 0：自発的に、意味明瞭な、複雑な表現をすることができる 1：自発的に、意味明瞭な表現をすることができるが、内容は単純なものに限られる。例えば、「痛い」「水が飲みたい」といった2、3の単語からなる短文しか用いることができない 2：自発的に表現することができるが、ややつじつまが合わない。または、患者が自ら話すことはないが、促せば意味のある言語表現ができる 3：自発的に発現することができるが、明らかにつじつまが合わない。または、患者が自ら話すことはなく、促しても意味のある言語表現ができない
5. 自発的な運動	患者に「おなか（胸、手）を見せて下さい」と指示する 0：自発的に、目的が明瞭な運動を、流暢に行うことができる 1：自発的に動かし、目的は明瞭であるが、流暢さに欠ける。例えば、細かい動きや運動の統合が不完全である 2：自発的に動かすが、目的がやや不明瞭である 3：自発的に動かすが、目的が明らかに不明瞭である。または、自発的に動かさない

Morita T, Tsunoda J, Inoue S, et al. Communication Capacity Scale and Agitation Distress Scale to measure the severity of delirium in terminally ill cancer patients：a validation study. *Palliative Medicine* 2001；15(3)：197-206. より転載

「がん患者のせん妄」と「急性期患者のせん妄」。メカニズムは同じ？

 残念ながらわかりません。
せん妄のメカニズムは、まだ解明されていないのです。

進行がんでは、病院・ホスピス入院患者の26〜44％、終末期患者の80％以上にせん妄があるという報告[9]があります。**術後ICU管理**を要する高齢患者の80％がせん妄に至るという報告[10]もあります。

せん妄のリスク因子は他項 ➡P.28 で述べますが、がん患者の場合、中枢神経系に対する直接的な原因（**脳転移**など）と、間接的な原因（**代謝性脳症**、**電解質異常**、薬の**副作用**など）が主だと考えられています ➡P.116。実際、急性せん妄を発症したがん患者に「薬剤の中止」「感染症や代謝異常のマネジメント」などの対応をすると、48〜96時間以内に30〜50％の患者の症状が改善したとの報告[11]もあります。

しかし、どのタイプのせん妄であっても、原因を特定し、原因の改善と予防を図ることが重要であることに、変わりはありません。

（津田泰伸）

文献

1. Liptzin B, Levkoff SE. An empirical study of delirium subtypes. *Br J Psychiatry* 1992；161：843-845.
2. Peterson JF, Pun BT, Dittus RS, et al. Delirium and its motoric subtypes：a study of 614 critically ill patients. *J Am Geriatr Soc* 2006；54(3)：479-484.
3. Robinson TN, Raeburn CD, Tran ZV, et al. Motor subtypes of postoperative delirium in older adults. *Arch Surg* 2011；146(3)：295.
4. Meagher D, Moran M, Raju B, et al. A new data-based motor subtype schema for delirium. *J Neuropsychiatry Clin Neurosci* 2008；20(2)：185-193.
5. Kalish VB, Gillham JE, Unwin BK. Delirium in older persons：evaluation and management. *Am Fam Physician*. 2014；90(3)：150-158.
6. Marcantonio ER. Postoperative delirium：a 76-year-old woman with delirium following surgery. *JAMA* 2012；308(1)：73-81.
7. Morita T, Tsunoda J, Inoue S, et al. Communication Capacity Scale and Agitation Distress Scale to measure the severity of delirium in terminally ill cancer patients：a validation study. *Palliat Med* 2001；15(3)：197-206.
8. Morita T, Tsunoda J, Inoue S, et al. Communication Capacity Scale and Agitation Distress Scale to measure the severity of delirium in terminally ill cancer patients：a validation study. *Palliative Medicine* 2001；15(3)：197-206.
9. Centeno C, Sanz A, Bruera E. Delirium in advanced cancer patients. *Palliat Med* 2004；18(3)：184-194.
10. Vasilevskis EE, Han JH, Hughes CG, et al. Epidemiology and risk factors for delirium across hospital settings. *Best Pract Res Clin Anaesthesiol* 2012；26(3)：277-287.
11. Pereira J, Hanson J, Bruera E. The frequency and clinical course of cognitive impairment in patients with terminal cancer. *Cancer* 1997；79(4)：835-842.

1 まずは、せん妄について知ろう

せん妄が起こるメカニズム

　せん妄の病態生理は、残念ながらまだ十分に解明されていません。神経炎症反応や酸化ストレス反応、神経伝達物質異常・内分泌異常の関与など、いくつかの仮説[1]（表1）はありますが、単一の要因ではそのメカニズムを十分に説明できないことから、さまざまな要因が重なり合って生じるととらえられています。

　ただ、現在のところ、せん妄は、脳の機能不全（精神症状の出現に関与する脳部位の機能不全）が主要因であろうと推測されています。具体的には、意識の維持に関与する**上行性網様体賦活系**や、認知機能や情動コントロールに関与

表1　せん妄の発症メカニズムに関する仮説[1]

仮説	考え方の説明
神経炎症仮説	● 全身性の炎症（例：感染/敗血症、外科手術、外傷）は、脳の炎症性物質（プレサイトカイン）の放出をもたらす ● 脳の炎症性物質が活性化して、脳の細胞機能不全を引き起こす
酸化ストレス仮説	● ショックなどでもたらされる組織の低灌流は、有毒なフリーラジカルの蓄積をもたらす。フリーラジカルが適切に除去されないと、組織はさらに損傷していく ● 組織損傷は、局所の炎症反応を引き起こし、最終的には全身性の炎症反応につながる
神経伝達物質仮説	● 投薬および/またはアルコールや薬物などの快楽依存物質の使用、または離脱がせん妄に関与する ● 脳内の興奮性物質および抑制物質の不均衡は、特定の神経伝達物質との複雑な相互作用によって、せん妄を引き起こす可能性がある
神経内分泌仮説	● 急激に身体にかかる負荷（急性ストレス）は、ニューロンの生存可能性を低下させるグルココルチコイド（コルチゾールを含む）の増加をもたらす ● 急性ストレスは、視床下部を介して下垂体を刺激し、副腎皮質刺激ホルモンを産生する。副腎皮質刺激ホルモンは、副腎を刺激してグルココルチコイドを生成する ● グルココルチコイドは、急性ストレッサーに対処し、全身と脳を保護するが、長期間高濃度で存在すると、ニューロンの機能不全を引き起こす可能性がある
ニューロンの加齢を原因とする仮説	● 人は、加齢に伴い、すべてのシステムにおける生理的な許容量が減少する。予備力の減少は、ニューロンの機能不全の脆弱性につながる ● このメカニズムは、加齢がせん妄を発症する独立した危険因子と考える根拠となっている

図1 せん妄に影響すること

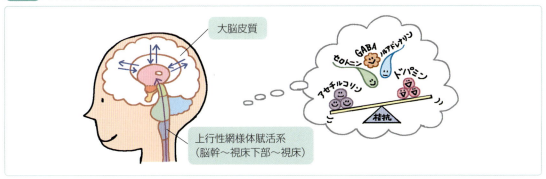

表2 せん妄のサブタイプと神経伝達物質の関係

神経伝達物質	低活動型せん妄	過活動型せん妄
アセチルコリン	コリン系活動の増強	抗コリン系活動（三環系抗うつ薬副作用）
ドパミン	ドパミン系活動の低下 （加齢によるドパミン低下）	ドパミン系活動の亢進 （精神病や過活動性障害）
ノルアドレナリン	不明	ノルアドレナリン系活動の増強 （振戦せん妄）
セロトニン	セロトニン系活動の低下 （うつ病）	セロトニン系活動の亢進 （セロトニン症候群）
GABA	GABA系活動の亢進（肝性脳症）	GABA系活動の低下 （鎮静・睡眠薬の離脱）
ヒスタミン	H_3受容体活動	H_1受容体活動

する**大脳皮質**（大脳辺縁系を含む）の機能不全が影響しているという考え方です（図1）。

現在、せん妄の発症に関するいくつかの生化学的な知見（ミクロな視点）は、せん妄の薬物療法に活かされています。

ミクロな視点：せん妄と神経伝達物質の関係は？

現在、神経伝達物質とせん妄の発症には、何らかの関係があると考えられています。また、神経伝達物質活動系の状況が、せん妄のサブタイプに影響する可能性も指摘されています。

せん妄患者においては、脳内アセチルコリン系・脳内セロトニン系・GABA系の機能低下と、ドパミン系・ノルアドレナリン系の機能亢進が示唆されています（表2）。

アセチルコリン系

アセチルコリンの機能低下が、せん妄を惹起する

意識の維持に重要な役割を果たす**上行性網様体賦活系**は、脳幹網様体から視床を介して大脳皮質に投射されます。ここに神経伝達物質として作用するのが、**アセチルコリン**です。

また、視床下部あるいは前脳基底核から大脳

皮質に投射するアセチルコリン作動性基底核皮質系も、覚醒レベルの維持や認知機能において重要と考えられています。

どちらのアセチルコリン系の機能低下も、せん妄の発症に関与しているようです。

抗コリン薬は、せん妄を誘発する

抗コリン薬（ビペリデン〈アキネトン®〉やトリヘキシフェニジル〈アーテン®〉などの**抗パーキンソン病薬**、イミプラミン〈トフラニール®〉などの**三環系抗うつ薬**など）の使用で、せん妄が誘発された患者をみた経験のある方も、多いと思います。

一方、アセチルコリン系神経伝達物質を増強する**コリンエステラーゼ阻害薬**（ドネペジル〈アリセプト®〉、ガランタミン〈レミニール®〉、リバスチグミン〈イクセロン®パッチ、リバスタッチ®パッチ〉など）は、せん妄を改善させる可能性もあります。

血清抗コリン活性の上昇が、せん妄の発症や重症度と相関し、せん妄が改善するにつれて低下することが報告されています[2]。

ドパミン系

ドパミンの機能亢進は、せん妄を惹起する

脳内ドパミン系は、アセチルコリン系とおおむね**拮抗**して作用します。つまり、ドパミン系の機能亢進はアセチルコリン系の機能低下をもたらすのです。

ドパミンとアセチルコリンのどちらが、せん妄の本質的な機序なのかは、はっきりわかっていません。現時点では、ドパミン系およびアセチルコリン系を中心として、他の神経伝達物質系も含めた脳機能のアンバランスによってせん妄が発症するという見解になります。

ドパミン受容体遮断薬はせん妄を軽減する

抗精神病薬のうち、**ドパミン受容体遮断薬**（ハロペリドール〈セレネース®〉、リスペリドン〈リスパダール®〉、クエチアピン〈セロクエル®〉など）は、現在、せん妄の治療薬として使用されています →P.72。これらの薬剤が一定の効果を示すことからも、せん妄の病因として**脳内ドパミン系**が強く関与すると推測できます。

症状レベルでみても、せん妄では、しばしば幻視を中心とした幻覚や被害妄想、興奮など、いわゆる**精神病症状**を示します。そのため、統合失調症（脳内ドパミン系の機能亢進が発症機序と考えられている）の機能異常と、せん妄の機能異常には共通点がある、と考えられています。

ノルアドレナリン系

ノルアドレナリンの機能亢進は、過活動型せん妄に関連する

脳内ノルアドレナリン系は、橋背側の青斑核から大脳皮質、大脳辺縁系などに広く投射し、睡眠覚醒リズムやホルモン分泌、情動の調整に関与していると考えられています。**アルコール離脱せん妄**患者の髄液中では、ノルアドレナリン（主要代謝産物を含む）の濃度が上昇していることが指摘されています。

せん妄の典型例では、発汗の増加、頻脈、血圧上昇などの強い**自律神経症状**を伴うことが知られています。統合失調症や気分障害、パニック障害などの知見から、脳内アドレナリン系は不安・焦燥、運動興奮などに関与すると考えられており、過活動型せん妄においても同様に機能亢進をきたしている可能性が考えられます。

セロトニン系

セロトニンとノルアドレナリンの作用は似ている

脳内セロトニン系は、脳幹に存在する縫線核から、ノルアドレナリン系と同様に、大脳皮質、大脳辺縁系などへ広く投射しています。

セロトニンの機能は十分に解明されていませんが、ノルアドレナリンと共通する部分が多いとされています。

図2 せん妄の病態生理モデル

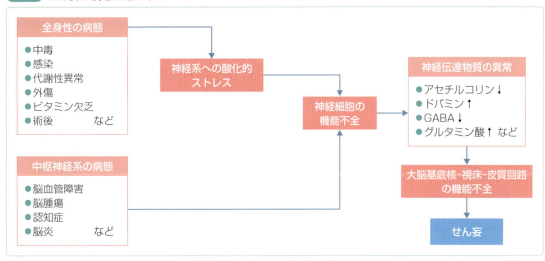

図3 せん妄の要因と発症

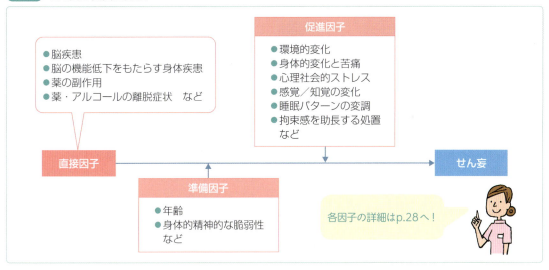

各因子の詳細はp.28へ！

GABA系

◦GABA神経系の機能低下は、せん妄発症に関与する

GABA（γ-アミノ酪酸）*1 神経系は、脳内各部位に広く分布し、主に抑制性の神経伝達機能を担っていることが知られています。

GABA受容体に拮抗して作用するベンゾジアゼピン系薬剤やバルビツレートの離脱によってせん妄が誘発されることから、GABA系の急激な機能低下がせん妄の発症に関与していることが推測されています。

その他

表1で述べたように、炎症反応に伴うサイトカインの活性や、神経内分泌であるコルチゾー

---

*1　GABA（gamma-aminobutyric acid）：γ-アミノ酪酸

表3 せん妄の要因：「修正できるもの」と「修正できないもの」

修正できる要因	修正できない要因
● 薬剤（特にGABA作用薬、オピオイド、抗コリン薬） ● 持続あるいは間欠的鎮静 ● 活動性の低下 ● 急性物質中毒 ● 身体抑制 ● 水分・電解質バランス ● 低栄養状態 ● 代謝内分泌障害 ● 酸素化不足 ● 睡眠覚醒リズム障害 ● 疼痛コントロール不良	● 年齢（高齢者） ● 認知機能障害の既往 ● 身体疾患の重症度 ● 精神疾患の存在

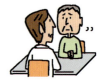

ルの過剰分泌も、せん妄の悪化に関与していると考えられています。

一連の炎症反応により生じた脳内各部位の機能低下が、アセチルコリンやドパミンなどの神経伝達物質に影響を及ぼし、せん妄を引き起こしていると考えられます（図2 ➡ P.13）。

マクロな視点：せん妄発症の「3因子」って何？

生化学的な知見（ミクロな視点）から、せん妄の病因は複雑で多要因だとわかります。

しかし、臨床では、せん妄患者の全体像をとらえる包括的な視点（マクロな視点）が必要になります。そのときに参考となるのが、Lipowski[3]が提唱した、せん妄の要因を「直接因子」「促進因子」「準備因子」に分類する考え方です（図3 ➡ P.13）。この考え方は、発症要因を探索する際だけでなく、予防を考えるとき、より有用です。

しかし、臨床ですでにせん妄を発症している患者をみるときは、修正できる要因か、修正できない要因か（表3）を考えて、修正できる要因を積極的に改善することこそが重要です。

（津田泰伸）

文献

1. Maldonado JR. Neuropathogenesis of Delirium : Review of Current Etiologic Theories and Common Pathways. *Am J Geriatr. Psychiatry* 2013 ; 21 (12) : 1190-1222.
2. Hshieh TT, Fong TG, Marcantonio ER, et al. Cholinergic deficiency hypothesis in delirium : a synthesis of current evidence. *J Gerontol A Biol Sci Med Sci* 2008 ; 63 (7) : 764-772.
3. Lipowski ZJ. Delirium ; Acute Confusional States. New York : *Oxford University Press*, 1990 : 54-70.
4. Robinson TN, Eiseman B. Postoperative delirium in the elderly : diagnosis and management. *Clin Interv Aging* 2008 ; 3 (2) : 351-355.
5. Chang YL, Tsai YF, Lin PJ, et al. Prevalence and risk factors for postoperative delirium in a cardiovascular intensive care unit. *Am J Crit Care* 2008 ; 17 (6) : 567-575.
6. van den Boogaard M1, Pickkers P, Slooter AJ, et al. Development and validation of PRE-DELIRIC (PREdiction of DELIRium in ICu patients) delirium prediction model for intensive care patients : observational multicentre study. *BMJ* 2012 ; 344 : e420-e420.
7. Patel SB, Poston JT, Pohlman A, et al. Rapidly reversible, sedation-related delirium versus persistent delirium in the intensive care unit. *Am J Respir Crit Care Med* 2014 ; 189 (6) : 658-665.

もっと知りたい Q&A

 高齢者や術後患者は、必ずせん妄になるの?

 いいえ、必発ではありません。
ただ、リスク因子が多いなら積極的な予防が必須です。

　皆さんが臨床でよく遭遇するせん妄患者には、どのような特徴がありますか? 高齢者、認知症患者、術後、女性より男性、定期手術後より緊急手術後…。その印象は、さまざまでしょう。
　局所麻酔で行われる白内障手術より、全身麻酔で行われる開心術や血管置換術や食道がん手術のほうが、術後せん妄の発症率が高いという報告[4]があります。また、緊急手術後のせん妄発症率は、待機的手術後の約4倍という報告[5]もあります。
　このように「こんな人がせん妄になりやすい」という要因(リスク因子)はありますが、すべての患者がせん妄を発症するわけではありません。せん妄発症には、ストレスの大きさや個人の脆弱性が関与している可能性があるためです。大切なのは、リスク因子を多くもつ人(せん妄になりやすそうな人)には積極的に予防を図る必要がある、ということです。
　リスク因子を考えるとき、一般病棟では、Lipowski（リポウスキー）の3因子を参考にするとよいでしょう。
　一方、患者の全身状態が複雑で、多様な要因がせん妄発症にかかわるICUなどでは、PRE-DELIRIC（プレ デリリック）モデル(成人が対象。ICU入院後24時間以内に評価可能な10のリスク因子から構成される)[6]がせん妄発症を高い確率で予測すると考えられており、今後、臨床で活用される可能性があります。

（津田泰伸）

 鎮静薬は、術後せん妄の原因になりますか?

 短期のせん妄は、鎮静薬によって生じている可能性があります。

　術後せん妄も、明確なメカニズムはわかっていません。しかし、全身麻酔による手術や外傷などに起因する炎症反応は、約2日後にピークに達し、6～7日で元のレベルに戻るとされています。この時間経過は、典型的な術後せん妄の経過に非常に似ており、術後の炎症反応がせん妄の発症と関連している可能性が推測できます。

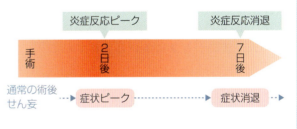

　しかし、術後には、短期のせん妄(術直後の覚醒過程や人工呼吸器離脱過程で生じるもの)もあります。この時間軸が短いせん妄は、Patelら[7]が示した「Rapidly Reversible, Sedation Related Delirium(鎮静薬に関連したせん妄)」かもしれません。これは、鎮静薬を中止するとすみやかに改善するので、術後せん妄とは区別して考えます。
　鎮静薬が影響している以上、その中断が必要ですが、薬剤が体内から抜ける過程でせん妄が改善するかを見きわめる時間が必要です。しかし、臨床的には、この間の事故(自己)抜去や危険行動による身体損傷が問題になります。もちろん、可能な範囲で付き添い、見守りを優先させますが、どうしても危険行動が著しい場合は、医師を含めたチームで協議し、患者の安全を確保する最終手段として、必要最低限の身体抑制や抗精神病薬の必要性を検討せざるを得ません。

（津田泰伸）

1 まずは、せん妄について知ろう

せん妄が患者に及ぼす悪影響

せん妄の影響は、症状が消えたらなくなる？

　せん妄とは、**認知機能**が時間単位・日単位で変容する**可逆的**な意識障害です。では、その数時間・数日を安全にやり過ごせば、患者は完全に元に戻るのでしょうか？

　これまでは急性で短期の現象だと考えられていたせん妄ですが、じつは近年、長期間にわたって患者にさまざまな影響を与えることがわかってきました。ここでは、せん妄を発症した患者の「その後」について考えてみましょう。

せん妄によって低下した認知機能は長期間戻らない

　術後せん妄を発症した患者は、発症しなかった患者と比べ、入院期間の延長、転落、施設への転院、退院後の在宅看護の利用、理学療法のための入院継続が有意に多いとされています[1]。

　また、術後12か月経っても、日常生活行動が低下している[2]とする報告もあります。

　それだけでなく、術後1年経っても認知機能は低下しており[3]、術前の認知機能まで長期間戻らない[3,4]という研究結果もあります。

せん妄と死亡率の関係は、はっきりわかっていない

　現在のところ、せん妄と死亡率との関連性は、まだ、明らかになっていません。

　「ICUなどの集中治療領域に入院している患者では、せん妄を発症すると、死亡率が上昇する」という質の高いエビデンス[5]がありますが、高齢者を対象とした最近の研究では「単にせん妄によって死亡率が高くなるわけではない」と結論づけたもの[4,6]も見受けられます。

　つまり、手術などの侵襲や不整脈などの身体的状態、人口統計的な要素も、せん妄と死亡率に影響を与えていると考えられるのです。だからこそ、患者のQOLのためにも、せん妄を予防し、早期に対応する必要があります。

術後の興奮や不穏、鎮静すればよいのでは…？

　以前は、術後にICUで興奮して大騒ぎしている患者（過活動型せん妄が生じた患者）は、**ICU症候群**と呼ばれ、急性重症患者に出現しやすい現象であると考えられていました。

　せん妄を引き起こす背景には、**直接因子**、**促進因子**、**準備因子**があることは、すでに述べました（→P.14）。ICUに入室する患者の多くには、これらの因子が多数存在するため、せん妄を発症しやすいのです。なかでも、多数のカテーテルや点滴ラインが接続されている状況（**スパゲッティ症候群**）は、今考えてみると、典型的な促進因子です。

しかし、かつては、なぜ術後患者が興奮や不穏に陥っているのかわからないまま、過剰な鎮静薬を使用することで、暴れる患者を抑えていました。このような対応は、患者の欲求が無視され、不適切な投薬という倫理的な問題を含んでいましたが、せん妄に対する理解が十分ではなかったため、やむなく行われていた、というのが実情です。

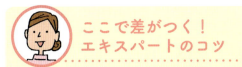

ここで差がつく！エキスパートのコツ

- 痛み（P）・不穏（A）・せん妄（D）は、密接にかかわり合っています。
- 痛みはせん妄を促進し、不穏は痛みを増幅させるという負のスパイラルを招くのです。
- 個別に対応するのではなく、3つをセットで考えてアプローチすることが大切です。

「不適切な鎮静」を避けるには、せん妄対策が不可欠

2002年、米国で「成人の急性重症患者に対する鎮静薬と麻酔薬の使用に関するガイドライン」[7]が発表されました。このガイドラインは、急性重症患者の最適な安楽・安全を維持するというゴールに向けて、薬物の使用方法を中心にまとめられたものです。

2013年、このガイドラインの改訂版（通称 **PAD**（パッド）[5]）が発表されました。これは、「**痛み（P**ain）」「**不穏（A**gitation）」「**せん妄（D**elirium）」の3つに焦点を当てて管理することで、急性重症患者の安楽・安全を維持することをめざしてまとめられたものです。

2015年、日本集中治療医学会によって「日本版・集中治療室における成人重症患者に対する痛み・不穏・せん妄管理のための臨床ガイドライン」（通称 **J-PAD**（ジェイパッド））[8]が発表されました。このガイドラインでは、まずはPADを正確に評価し医療者間で共有すること、そして、適切な薬物療法と、環境調整や早期リハビリテーションなどの非薬物療法を組み合わせてPADを管理することの重要性が述べられています。

集中治療領域におけるせん妄ケアへの挑戦は、徐々に広がってきているのです。

ICU向けの「J-PAD」、一般病棟でも役立つの？

一般病棟で遭遇するせん妄は、長期入院の高齢者や、がん終末期患者に生じる**難治性**のものも少なくありません。特に、**終末期せん妄**の場合は、せん妄の直接因子を除外しながら、患者や家族の要望に沿って苦痛緩和を優先することも多いようです[9]。

一方、前述のJ-PADは、ICUなど集中治療領域に適用されるガイドラインとして作成されたものです。そのため、使用されているアセスメントツールや尺度を、そのまま一般病棟の入院患者に適用するのは難しいかもしれません。

しかし、せん妄が、**痛み**や**不穏**と強く関連することや、**環境因子**を調整する重要性を考慮すると、痛み・不穏・せん妄のそれぞれについて、個別にアセスメントして対応するというJ-PADのコンセプトは適用できるといえます。

「痛み」のアセスメント

患者が自分で評価できる場合は、患者自身が痛みを数値で評価する**NRS**（エヌアールエス）[*1]や**VAS**（ヴァス）[*2]、イラストを示して評価する**フェイススケール**が活用できます。

しかし、患者が自分で評価できない場合（人工呼吸器装着中など）は、**BPS**（ビーピーエス）（表1 ➡P.18）や**CPOT**（シーポット）（表2 ➡P.19）の活用を試みましょう。

なかでもCPOTは、気管挿管されていない患

者にも使用できるため、一般病棟でも使用しやすいでしょう。

なお、BPSも、抜管後せん妄患者の疼痛を評価できる新バージョン（BPS-NI）[10]が公開されており、日本語版の作成が待たれています。

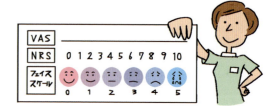

「不穏」のアセスメント

不穏の原因は、痛み、せん妄、不安、低酸素血症、脳血管疾患、精神疾患など[8]多岐にわたります。過活動型せん妄＝不穏とはいえません。

集中治療領域では、鎮静薬使用患者向けのRASS[*3]などのスケールが用いられます→P.43[11, 12]。一般病棟の場合は、まず、不穏の原因を排除しつつ、不穏の原因がせん妄かを見きわめることが早期対処につながります。

表1 BPS（behavioral pain scale）：行動疼痛スケール

項目	説明	スコア
表情	穏やかな	1
	一部硬い（例えば、眉が下がっている）	2
	まったく硬い（例えば、まぶたを閉じている）	3
	しかめ面	4
上肢	まったく動かない	1
	一部曲げている	2
	指を曲げて完全に曲げている	3
	ずっと引っ込めている	4
呼吸器との同調性	同調している	1
	時に咳嗽、大部分は呼吸器に同調している	2
	呼吸器とファイティング	3
	呼吸器の調整がきかない	4

（Payen JFから日本語訳についての承諾済み）
日本集中治療医学会J-PADガイドライン作成委員会編：日本版・集中治療室における成人重症患者に対する痛み・不穏・せん妄管理のための臨床ガイドライン．総合医学社，東京，2015：14．より引用

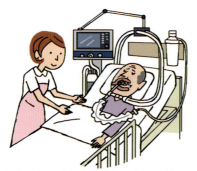

● BPSは人工呼吸器装着中の患者に使用する

> **「BPS」評価のポイント**
> ● 表情、上肢の動き、人工呼吸器との同調の3項目を評価
> ● スコア範囲は3〜12
> ● BPS＞5で有意な痛みありと評価（ただし、BPS≦5であっても、必要時には鎮痛対策を行う）

表2 CPOT（critical-care pain observation tool）：重症患者疼痛観察法

指標	状態	説明	点
表情	筋の緊張がまったくない	リラックスした状態	0
	しかめ面・眉が下がる・眼球の固定・まぶたや口角の筋肉が萎縮する	緊張状態	1
	上記の顔の動きと目をぎゅっとするに加え固く閉じる	顔をゆがめている状態	2
四肢の動き	まったく動かない（必ずしも無痛を意味していない）	動きの欠如	0
	緩慢かつ慎重な運動・疼痛部位を触ったりさすったりする動作・体動時注意をはらう	保護	1
	チューブを引っ張る・起き上がろうとする・手足を動かす/ばたつく・指示に従わない・医療スタッフを叩く・ベッドから出ようとする	落ち着かない状態	2
筋緊張（上肢の他動的屈曲と伸展による評価）	他動運動に抵抗がない	リラックスした	0
	他動運動に抵抗がある	緊張状態・硬直状態	1
	他動運動に強い抵抗があり、最後まで行うことができない	極度の緊張状態あるいは硬直状態	2
人工呼吸器の順応性（挿管患者）または発声（抜管された患者）	アラームの作動がなく、人工呼吸器と同調した状態	人工呼吸器または運動に許容している	0
	アラームが自然に止まる	咳き込むが許容している	1
	非同調性：人工呼吸器の妨げ、頻回にアラームが作動する	人工呼吸器に抵抗している	2
	普通の声の調子で話すか、無音	普通の声で話すか、無音	0
	ため息・うめき声	ため息・うめき声	1
	泣き叫ぶ・すすり泣く	泣き叫ぶ・すすり泣く	2

(Gélinas C, et al. Clin J Pain 2007；23(6)：497-505. から日本語についての許諾を得た。名古屋大学大学院医学系研究科博士課程後期課程看護学専攻山田章子氏のご厚意による。これは信頼性・妥当性を検証中の暫定版である）
日本集中治療医学会J-PADガイドライン作成委員会編：日本版・集中治療室における成人重症患者に対する痛み・不穏・せん妄管理のための臨床ガイドライン．総合医学社，東京，2015：14. より引用

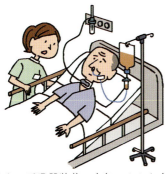

- CPOTは人工呼吸器装着の有無にかかわらず使用できる

「CPOT」評価のポイント
- 表情、体の動き、人工呼吸器への同調性あるいは発声、筋緊張の項目を評価
- スコア範囲は0～8
- CPOT＞2で有意な痛みありと評価（ただし、CPOT≦2であっても、必要時には鎮痛対策を行う）

「せん妄」のアセスメント

一般病棟で使用できるせん妄アセスメントスケールは、CAM[13]、DST[14]、MDAS日本語版[15]、NEECHAM[16]、DRS-R-98日本語版[17]などです ➡P.34 が、いずれも一長一短あります[18]。

最も大切なのは、スタッフが使いやすいツールを使うことです。全員でツールを使うことで、PAD管理の共通認識ができ、**多職種チーム**でのせん妄対策が可能となります。（中谷美紀子）

もっと知りたい Q&A

Q せん妄だったときのこと、患者は、どう記憶しているの？

A 事実に基づく記憶より、妄想的記憶のほうが、強く残るといわれます。

せん妄から回復した後、その時の体験を覚えている患者と、まったく覚えていない患者がいます。記憶している患者のなかでも「私、夜に変なこと言っちゃった。ごめんなさい」と妄想的記憶について謝罪する患者と、「あの夜は、カーテンの向こうに猫がいたのよ」と妄想的記憶を信じる患者がいます。

妄想的記憶とは、非常に鮮明な事実として記憶している、事実と異なる記憶のことです。ICUでの研究結果[19]では、せん妄患者は、事実に基づく記憶より妄想的記憶が強く残ること、多くはせん妄のエピソードを覚えていて認知的障害と精神的苦痛を体験し[20]、非せん妄患者の3倍抑うつの症状を認める[21]ことが明らかになっています。

したがって、せん妄になりやすい患者にはそのリスクをあらかじめ説明し、患者がせん妄から回復した際、記憶が整理できるよう正確な情報を伝える支援が重要です。

（中谷美紀子）

Q せん妄が減れば、転倒・転落も減る？

A 「減る」といいきることはできませんが、深く関係しているのは事実です。

せん妄と転倒・転落は、深く関係しています。特に、高齢患者の術後（入院中）の転倒・転落リスクは、せん妄患者のほうが6倍高いとされています[22]。予測精度の高い**転倒リスクアセスメントツール**の項目に「せん妄の有無」がある[23-25]ことからも、せん妄を発症したら、転倒・転落を予防しつつ、早期にせん妄へ対応することが重要であることがわかるでしょう。

とはいえ、せん妄を予防すれば転倒・転落リスクが減るわけではありません。転倒・転落リスク因子のうち、高齢、もともとの認知機能障害（脳血管障害や認知症の既往など）、転倒・転落歴[26]、身体抑制[27]は、すべてせん妄の危険因子です。これらがせん妄や転倒・転落を引き起こしうることを念頭に置いた安全管理が必要です。

（中谷美紀子）

文献

1. Mangsan RF, Hooper V, Denslow SA, et al. Outcomes associated with postoperative delirium after cardiac surgery. *Am J Crit Care* 2015；24(2)：156-163.
2. Liang CK, Chu CL, Chou MY, et al. Interrelationship of postoperative delirium and cognitive impairment and their impact on the functional status in older patients undergoing orthopaedic surgery：a prospective Cohort study. *Plos One* 2014；9(11)：1-8.
3. Saczynski JS, Marcanton ER, Quach L, et al. Cognitive trajectories after postoperative delirium. *N Engl J Med* 2012；367(1)：30-39.
4. Ward G, Perera G, Syewart R. Predictors of mortality for people aged over 65 years receiving mental health care for delirium in a South London mental health trust, UK：a retrospective survival analysis. *Int J Geriatr Psychiatry* 2015；30(6)：639-646.
5. Barr J, Fraser GL, Puntillo K, et al. Clinical practice guidelines for the management of pain, agitation, and delirium in adult patients in the intensive care unit. *Crit Care Med* 2013；41：263-306.
6. Muresan M, Adamis D, Murray O, et al：Delirium, how does it end? Mortality as an outcome in older medical inpatients. *Int J Geriatr Psychiatry* 2016；31(4)：349-354.
7. Jacobi J, Fraser GL, Cousin DB, et al. Task force of the American College of Critical Care Medicine (ACCM) of the Society of Critical Care Medicine (SCCM), American Society of Health-System Pharmacists (ASHP), America College of Chest Physician. Clinical practice guidelines for the sustained use of sedatives and analgesics in the critically ill adults. *Crit Care Med* 2013；30：119-141.
8. 日本集中治療医学会J-PADガイドライン作成委員会編：日本版・集中治療室における成人重症患者に対する痛み・不穏・せん妄管理のための臨床ガイドライン．総合医学社，東京，2015：13-42.
9. 綿谷恵子：一般病棟におけるせん妄苦痛緩和と予後改善への挑戦．ICNR2015；2(1)：87-89.
10. Changues G, Payen JH, Mercier G, et al.：Assessing pain in non-intubated critically ill patients unable to self report：an adaptation of the Behavioral Pain Scale. *Intensive Care Medicine* 2009；35：2060-2067.
11. Riker RR, Picard JT, Fraser GL. Postoperative evaluation of the Sedation-Agitation Scale for acute critically ill patients. *Crit Care Med* 1999；27：1325-1329.
12. Sessler CN, Gosnell M, Grap MJ, et al. The Ritchmond Agitation-Sedation Scale：validity and reliability in adult intensive care unit patients. *Am J Respir Crit Care Med* 2002；166：1338-1344.
13. 渡邉明：The Confusion Assessment Method (CAM) 日本語版の妥当性．*Jpn J Gen Hosp Psychiatory* 2013；25(2)：165-170.
14. 町田いづみ，青木孝之，上月清司他：せん妄スクリーニング・ツール(DST)の作成．総合病院精神医学 2003；15(2)：150-155.
15. Matsuoka Y, Miyake Y, Arakaki H, et al. Clinical utility and validation of the Japanese version of Memorial Delirium Assessment Scale in a psychogeriatric inpatient setting. *Gen Hosp Psychiatry* 2001；23(1)：36-40.
16. 綿貫成明，酒井郁子，竹内登美子他：日本語版NEECHAM混乱・錯乱状態スケールの開発及びせん妄のアセスメント．臨床看護研究の進歩 2001；12：46-63.
17. Trzepacz PT, 岸泰宏，保坂隆他：日本語版せん妄評価尺度98年改訂版．精神医学 2001；43：1365-1371.
18. 三上克央：せん妄の予防と対策せん妄対策のための診断と評価尺度．医学の歩み 2016；256(11)：1122-1125.
19. Svenningsen H, Tønnesen EK, Videbech P, et al. Intensive care delirium-effect on memories and health-related quality of life-a follow-up study. *J clin nurs* 2014；23(5-6)：634-44.
20. Fuller V. Delirium recall-an integrative review. *J clin nurs* 2016；25(11-12)：1515-27.
21. Langan C, Sarode DP, Russ TC, et al. Psychiatric symptomatology after delirium：a systematic review. *Psychogeriatric* 2017；17(5)：327-335.
22. Lakatos BE, Capasso V, Mitchell MT, et al. Falls in the General Hospital：Association With Delirium, Advanced Age, and Specific Surgical Procedures. *Psychosomatics* 2009；50(3)：218-226.
23. 檜山明子，中村惠子：入院患者の転倒リスクアセスメントツールの予測制度．日本医療・病院管理学会誌 2016；53(1)：31-39.
24. 森田恵美子，飯島佐知子，平井さよ子他：転倒アセスメントスコアシートの改訂と看護師の評定者間一致性の検討．日本看護管理学会誌 2010；14(1)：51-58.
25. 宮越浩一，高橋静子，古田康之他：入院書記における転倒転落の予測因子の検討．日本医療マネジメント学会雑誌 2010；11(2)：114-118.
26. Mazur K, Wilczyński K, Szewieczek J. Geriatric falls in the context of a hospital fall prevention program：delirium, low body mass index, and other risk factors. *Clin interv Aging* 2016；11：1253-1261.
27. Evans D, Wood J, Lambert L. Patient injury and physical restraint devices：a systematic review. *J Adv Nurs* 2003；41(3)：274-282.

＊1　NRS (numerical rating scale)：数字評定尺度．痛みの程度を数字で表すスケール
＊2　VAS (visual analogue scale)：視覚アナログ尺度．主観的な痛みの強さを10cmの長さの線のなかに表したもの
＊3　RASS (Richmond sedation-agitation scale)：リッチモンド興奮鎮静スケール

1 まずは、せん妄について知ろう

せん妄と間違われやすい病態：鑑別のポイント

　せん妄（特に低活動型せん妄）と間違われやすい病態として、認知症、うつ病、睡眠障害があります。特に、入院時に認知症と診断されていない患者の場合などでは、判断に迷うこともあるでしょう。

　ここでは、これらの病態とせん妄との見きわめについて解説します。ポイントとなるのは「**急性発症**かどうか」「症状の**日内変動**があるか」の2点です（図1）。

「認知症」と「せん妄」、どのように見きわめる？

　認知症患者は容易にせん妄を発症します。併存している確率も高く（22～89％）、特に入院患者では50％以上が合併しているという報告[1]があります。

　認知症とせん妄は、区別して考えなければなりません。しかし、症状が重なり合っているケースも多く、せん妄の発見が難しいのが現状です → P.25。

ポイントは「症状の動揺性」

　患者が失見当識、記憶障害、会話のまとまりのなさなどを示す場合、それが認知症によるのか、せん妄（特に低活動型せん妄）によるのかを鑑別する必要があります。

　最も重要な鑑別点は、**意識障害**の有無、**発症様式**、症状の**動揺性**です（表1）。

●「突然の意識障害」「日内変動あり」なら、まずはせん妄を疑う

　基本的に、入院後に突然発症した失見当識・記銘力障害・行動異常などは、認知症が原因である可能性は低いです。認知症の場合、意識障

図1　せん妄と間違われやすい病態（例）

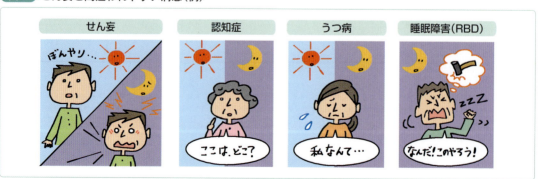

害はありません。月あるいは年単位で緩やかに発症し、1日の中で症状が動揺することも、あまりありません。そして、通常、どんなタイミングでも、失見当識や記銘力障害を認めます。

ただし、例外もあります。症状の動揺性があるレビー小体型認知症[3]では、せん妄のようにみえるケースも少なくありません。

- 「健忘卒中」「転倒後」は精査が必要

認知症のなかには、急性発症するものもあります。代表的なのが、健忘卒中といわれる限局性脳梗塞、転倒による外傷性硬膜下血腫などです。これらを疑った場合は、すみやかに頭部CTあるいは頭部MRIを撮って検討する必要があります。

これらの頻度は高くありませんが、意識障害や麻痺などの明らかな神経症候を伴わないこともあるので、鑑別診断として頭に置いておくことは重要です。

ここで差がつく！エキスパートのコツ

- 臨床で悩ましいのは「認知症がベースにある患者のせん妄コントロール」です。
- 入院時には、認知症の有無をきちんとスクリーニングし、家族から家庭での様子について聴き取りを行いましょう。
- 認知症があるなら、特に予防的な介入を行うことが重要です。

「うつ病」と「せん妄」、どのように見きわめる？

せん妄とうつ病に共通した症状として、活動レベルの変化（興奮または抑制）、正常な睡眠パターンの中断（不眠または過眠）、認知障害（集中力低下、注意障害、注意緩慢）、不安、焦燥、無関心、希死念慮、快感消失[4]があります。そのため、特に、低活動型せん妄とうつ病との鑑別は困難です。

ポイントは「認知の変化」

せん妄とうつ病の鑑別では、抑うつ症状や認知症状の発症とその後の経過が重要です。

表1 低活動型せん妄と認知症との鑑別ポイント[2]

	低活動型せん妄	認知症
発症様式	急に発症、時間単位	ゆっくり発症、月～年単位
症状の動揺性	顕著	少ない
日内変動	あり（夜間に増悪しやすい）	なし
注意	障害される	ほぼ正常
知覚	錯視、幻視が多い	基本的に出ない。ほぼ異常なし
覚醒水準	動揺性	覚醒や意識正常
会話	まとまりを欠く	繰り返しが多い
睡眠覚醒リズム	乱れる	睡眠の断片化
脳波所見	徐波化	正常か軽度徐波化

表2 低活動型せん妄と気分障害（うつ病）の鑑別ポイント[5]

	低活動型せん妄	気分障害（うつ病）
覚醒の乱れ	低覚醒、注意力低下、傾眠	覚醒や意識は正常
認知の変化	短期記憶障害、不眠、注意障害、集中力低下、見当識障害、失認、失語	集中力の主観的障害、軽度の認知障害、認知の遅さ
発症様式	急に発症	ゆっくり発症
知覚障害	幻視が多い。他に誤解や錯覚	基本的に出ない。精神病性うつ病の時のみ幻聴がみられることがある
思考の乱れ	時にパラノイア様妄想が出るが、あいまいで体系化されない	罪責感。無価値。絶望。妄想はまれだが、精神病性うつ病では、時に経験される
気分症状	過敏、悲観。落ち込んだりする。しばしば不安定。抑制欠如による希死念慮	頻回に悲しさや抑うつを言葉で表現する。絶望や無価値観による希死念慮
精神運動活動	低活動、静か、内気	低活動、静か、内気、時に興奮や過活動
神経学的所見	羽ばたき振戦、把握反射	正常

- 「突然発症」「注意障害あり」なら、まずはせん妄を疑う

　せん妄は、通常、急性発症で、時間～日単位の臨床経過をたどります。せん妄による認知障害は、うつ病による認知障害と比べて、はるかに重篤で広汎で、より急激に出現します。ポイントとなるのは、失見当識より注意の障害です。

　また、せん妄の特徴として、覚醒または意識の障害があることも理解しましょう（表2）。

　うつ病の診断には、単なる活動性低下や情動不安定にとどまらない主観的な抑うつ気分、悲哀感、罪責感などの存在が重要[6]とされます。

「睡眠障害」と「せん妄」、どのように見きわめる？

　せん妄とよく似た症状を示す睡眠障害に、高齢者に特徴的なREM睡眠行動障害（REM sleep behavior disorder：RBD）[7]があります。

　RBDは、REM睡眠中の「夢」の精神活動が、異常行動として現れる病態です。幻覚や激しい行動、興奮を伴う点が、せん妄と共通します。

ポイントは「覚醒によっておさまるか」

- せん妄は、覚醒してもおさまらない

　RBD患者の夜間睡眠では、骨格筋緊張の抑制を欠く異常なREM睡眠*1が出現します。その時間帯に一致して、鮮明で活発な夢体験の内容が外部に現れ、しばしば、夢体験に伴う寝言・叫び・哄笑、寝衣をまさぐる、時にはベッドから飛び出すなどの異常行動が出現します。

　ただし、RBDの場合、患者の名前を呼んで覚醒させると、異常行動がただちにおさまり、見当識はすみやかに回復します。この点が、せん妄と異なる特徴です。

　また、RBD患者は、起こされる直前までの夢の内容を詳細に説明できることが多いといわれています。その内容が、患者が呈した異常行動とよく一致することから「異常な言動は、夢が行動面に表出したもの」と判断されます。

---

*1　骨格筋緊張の抑制を欠く異常なREM睡眠：通常、身体を休めるREM睡眠時には、筋肉は動かない（脳は覚醒に近い状態だが、筋肉の緊張は抑制されているため）。しかし、何らかの理由で、REM睡眠時にも身体の骨格筋に力が入った状態で身体が動く状態をRBDという。激しく動くと、患者や家族が外傷を負う危険がある。

そのため、一般的には、せん妄とRBDは鑑別可能とされています。

認知症やパーキンソン病では鑑別が困難

認知症やパーキンソン病の患者では、目覚めても見当識が回復せず、せん妄による異常行動と判断せざるを得ない状態に移行する場合があります。認知症かパーキンソン病かの判断が重要です。

（津田泰伸）

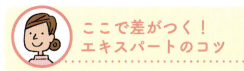

ここで差がつく！エキスパートのコツ

- 昼夜逆転しているせん妄患者には、睡眠障害（睡眠覚醒リズムの乱れ）があります。
- 睡眠障害にはいくつかの種類がありますが、過活動型せん妄では**不眠**、低活動型せん妄では**過眠**傾向となります。

もっと知りたい Q&A

Q せん妄と間違われやすい「BPSD(ビーピーエスディ)」って何？

A 認知症でしばしば出現する、知覚や思考内容、気分あるいは行動の障害です。

国際老年精神医学会によれば、BPSD*1は心理症状と行動症状に分類されており、それぞれ特徴的な症状を有します（表）。BPSDは、認知症の中核症状（高次脳機能障害を主体とする認知機能障害）とは異なる非認知機能障害で、脳器質的要因により直接生じるものと、中核症状に身体的、性格・心理的、環境・社会的な要因が影響し、二次的に生じるものがあります。

BPSDは、せん妄と鑑別すべき病態です。しかし、BPSDの症状のほとんどは、せん妄でも生じうるため、鑑別はきわめて困難です。認知症と診断されていない高齢患者に、BPSDと似た症状が急に現れた場合、すぐに「せん妄だ！」と判断されがちですが、注意が必要です。なぜなら、認知症を患っていながらも診断されていないだけという場合も多いからです。

「せん妄なら、そのうちよくなる」と放置された結果、認知症への対応が遅れ、かなり認知機能の低下が進行してしまったケースもあります。逆に「もともと認知症だから仕方ない」とあきらめていたものの、実はせん妄であり、背景に潜む全身状態の悪化に対応できず、ICUへ運ばれてしまったケースなどもあります。

せん妄とBPSDは、相互に移行したり、重複したりすると考えられており、非常に判断が難しいため、注意が必要です。

（津田泰伸）

表 BPSDの特徴的な症状

グループⅠ （厄介で対処が難しい症状）	グループⅡ （やや対処に悩まされる症状）	グループⅢ （比較的対処しやすい症状）
● **心理症状**：妄想、幻覚、抑うつ、不眠、不安 ● **行動症状**：身体的攻撃性、徘徊、不穏	● **心理症状**：誤認 ● **行動症状**：焦燥、社会的通念上の不適当な行動と性的脱抑制、部屋の中を行ったり来たりする、喚声	● **行動症状**：泣き叫ぶ、罵る、無気力、繰り返し尋ねる、シャドーイング（人につきまとう）

*1　BPSD（behavioral and psychological signs and symptoms of dementia）：認知症の行動・心理症状

もっと知りたい Q&A

Q 脳血管障害患者のせん妄って、見きわめられるもの？

**A 理論的には可能です。
しかし、その見きわめは、なかなか難しいです。**

　脳血管障害は、臨床で頻繁に遭遇する疾患です。特に高齢者に多く、病変部位によって失語や失行、記憶障害、人格変化などの**高次脳機能障害**を伴うため、精神症状が評価しづらいと思います。

　重度の脳血管障害では、回復過程でせん妄を認めることがあります。**脳梗塞**では、**脳浮腫**の増強による症状の進行や、**出血性梗塞**をきたしてせん妄が生じる場合も少なくありません。つまり、せん妄は脳血管障害の徴候の１つととらえられるのです。発症後、神経症状が安定するまで、少なくとも１週間程度は、せん妄の発症に注意して経過を追うことが重要です。

　脳血管障害患者のせん妄発症頻度は、入院１日目では13％[8]、発症３日以内では25％（脳塞栓や前頭部の脳梗塞で多い）[7]とされます。これらの研究では、DRS*2やDSM-Ⅳ基準でせん妄かどうかを判断しています。また、ICUでよく用いられるCAM-ICU ➡P.42 は、脳卒中（脳梗塞、脳出血）患者にも十分使用できるという報告[9]もあります。このことからも、脳血管障害患者のせん妄評価は可能とわかります。

　しかし、**急性期脳疾患**患者のせん妄発症機序は依然不明ですし、その精神症状が、せん妄由来か脳血管疾患由来かの見きわめは困難といわざるを得ません。今後の研究が期待されます。

（津田泰伸）

*2　DRS（Delirium Rating Scale）：せん妄評価尺度

文献

1. Fick DM, Agostini JV, Inouye SK. Delirium superimposed on dementia：a systematic review. *J Am Geriatr Soc* 2002；50(10)：1723-1732.
2. American Psychiatric Association編，日本精神神経学会 日本語版用語監修：DSM-5精神疾患の診断・統計マニュアル．医学書院，東京，2014．
3. Farlow MR. Clinical features and diagnosis of dementia with Lewy bodies Author. UpToDate. https://www.uptodate.com/contents/clinical-features-and-diagnosis-of-dementia-with-lewy-bodies?source=search_result&search=Dementia with Lewy bodies&selectedTitle=1～100．（2017.11.1アクセス）
4. Nicholas LM, Lindsey BA. Delirium Presenting With Symptoms of Depression. *Psychosomatics* 1995；36(5)：471-479.
5. Breitbart W, Alici Y. Agitation and delirium at the end of life："We couldn't manage him". *JAMA* 2008；300(24)：2898-2910, E1.
6. 岡島美朗：低活動型せん妄とうつ病の鑑別．精神科治療学 2013；28(8)：1019-1025．
7. Michael H, Schenck C. Rapid eye movement sleep behavior disorder-. UpToDate. https://www.uptodate.com/contents/rapid-eye-movement-sleep-behavior-disorder?source=search_result&search=REMsleepbehavior disorder&selectedTitle=1～57．（2017.11.1アクセス）
8. Caeiro L, Ferro JM, Albuquerque R, et al. Delirium in the first days of acute stroke. *J Neurol*. 2004；251(2)：171-178.
9. Sheng AZ, Shen Q, Cordato D, et al. Delirium within three days of stroke in a cohort of elderly patients. *J Am Geriatr Soc* 2006；54(8)：1192-1198.
10. Mitasova A, Kostalova M, Bednarik J, et al. Poststroke delirium incidence and outcomes：validation of the Confusion Assessment Method for the Intensive Care Unit（CAM-ICU）. *Crit Care Med* 2012；40(2)：484-490.
11. 中根允文，岡崎祐士，藤原妙子 他：ICD-10精神および行動の障害―DCR研究用診断基準 新訂版．医学書院，東京，2008．

Step1
せん妄を「見抜く」

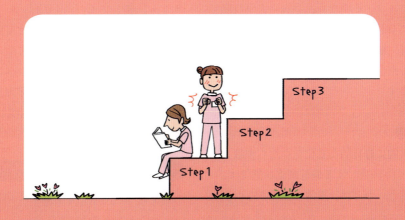

1 せん妄アセスメントについて知識を整理しよう

せん妄は、どんな患者にも起こりうる

せん妄になるのは「高齢者だけ」ではないの？

　一般的に、入院患者の10〜30％、高齢者の10〜40％、外科的治療を受けた患者の50％、人工呼吸器管理中の患者の70％に、せん妄が発症しているといわれます。

せん妄の「3つの因子」には、どのようなものがある？

　せん妄の要因（図1）は、主に**直接因子**、**促進因子**、**準備因子**の3つに大別できます。これらの表を見て、「当てはまる患者が多い」と感じませんか？

直接因子（表1）

　Lipowski[1]は、直接因子として限局性または広汎性の**脳疾患**、二次的に脳機能に影響を及ぼす**全身性疾患**、薬物や化学物質の**中毒**、アルコールや睡眠薬からの**離脱**を挙げています。

●脳疾患

　脳血管障害や**脳炎**、**髄膜炎**などは、脳に直接侵襲をきたします。そのため、意識障害が高度（昏睡状態）になれば、せん妄はみられません。

　したがって、脳疾患によるせん妄は、病初期や、いったん重症化した後の回復期などに多いとされています。

●全身性疾患

　脳に、二次的に器質的な変化をもたらす最大の原因は、**低酸素血症**による脳低酸素状態です。**重症肺炎**や**肺塞栓**などは、重篤な低酸素を引き起こすため、せん妄の直接因子として重要です。

　また、**敗血症**も、せん妄の直接因子として重要です。敗血症の場合、感染源が直接脳に影響を及ぼすわけではなく、発熱による**循環血液量低下**によって脳血流量が減少し、脳の器質的変化を引き起こすことによってせん妄が発症するとされています。

　つまり、全身性疾患のさまざまな原因が、せん妄の直接因子となりうるのです。

●薬剤

　せん妄を助長するとされる薬剤 ➡P.62 は多数報告されています。特に、ミダゾラム（ドルミカム®）やジアゼパム（セルシン®）などの**ベンゾジアゼピン系**の鎮静薬は、せん妄を起こしやすい薬剤として注目されています。

　感染症があり、ステロイドやベンゾジアゼピン系の薬剤が投与され、睡眠障害がある患者などは、せん妄発症の危険性が非常に高いといえます。

促進因子（表2）

　せん妄の促進因子もさまざまです。促進因子

図1 せん妄の3要因

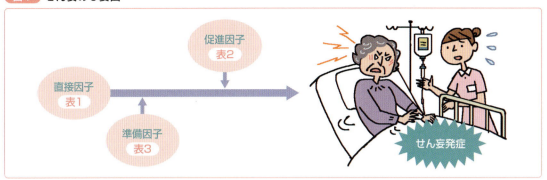

表1 せん妄の直接因子

脳血管障害	脳出血、脳梗塞、クモ膜下出血、高血圧性脳症
感染	脳炎、髄膜炎、敗血症、頭蓋内膿瘍、WBC・CRP高値、発熱
代謝性障害	高血糖・低血糖、肝不全、腎不全、尿毒症、電解質異常（Na低値、Ca高値）、ウェルニッケ脳症、甲状腺機能異常など
循環動態障害	低血圧、高血圧、不整脈、心不全など
呼吸障害	低酸素血症（心不全、呼吸不全、洞不全症候群）、肺梗塞、気胸など
内分泌障害	甲状腺疾患、副甲状腺疾患、副腎疾患など
腫瘍性疾患	転移性脳腫瘍、髄膜がん腫症
外傷	硬膜下および硬膜外血腫、脳挫傷
栄養障害	脱水、低栄養など
薬剤	直近に開始または増量されたせん妄リスク薬（→P.62）
薬物中毒・薬剤性精神障害	アルコール中毒および離脱、抗コリン薬、向精神薬、抗けいれん薬

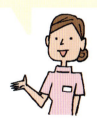

せん妄自体の原因となる疾患・状態や薬剤が、せん妄の直接因子に該当します！

表2 せん妄の促進因子

身体的ストレス	疼痛、脱水、低栄養、便秘、下痢、頻尿、尿閉など
動けない状態	身体抑制、強制的な安静臥床、点滴・カテーテル留置など
感覚障害	聴力障害、視力障害など
環境的要因	入院（特に緊急入院）、ICU入室、過剰な外的刺激（騒音、照明、室温）など
心理的ストレス	過度の緊張や不安など
睡眠妨害要因ストレス	不眠、睡眠時不随意運動、昼夜リズムの乱れ、他のストレスと相関

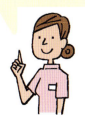

せん妄の悪化を助長させる環境や心理的な要因が、せん妄の促進因子に該当します！

は、環境変化やそれに対する心理的反応に該当します。

疼痛などの**身体的ストレス**は、促進因子として重要です。

また、**安静**は、治療上必要なことですが、思うように動けないことは、患者にとって強い精神的ストレスとなります。集中治療室での環境に対する感覚（感覚遮断・過剰感覚負荷）や睡眠剥奪も同様です。

「**心理的ストレス**がせん妄発症に直接関与するか」は、まだ明らかになっていません。しかし、心理的ストレスや不安を高める要因が加わったことで、せん妄を発症したとしか考えられないケースも、臨床では経験します。

例えば、家族が付き添っている間は穏やかに過ごしていた認知症患者が、家族が帰宅した途端に不穏になったり、おかしなことを言いだす…。そんな例は、皆さんもしばしば経験するでしょう。つまり、家族がいなくなった（帰った）ことで、患者の**不安**が高じたり、これまでとは違う環境や感覚のなかに居続けなければならないと認識することも、せん妄を誘発すると考えられるのです。

準備因子（表3）

せん妄の準備因子は、身体的・精神的な脆弱性に関係する要因で、70歳以上、脳器質疾患・認知症、慢性腎・心・肝・肺疾患、アルコールまたは鎮静・睡眠薬嗜癖、せん妄または機能性精神病の既往などが挙げられます。なかでも重要視されるのが**年齢**です。

●年齢

高齢者がせん妄を起こしやすいことは以前より知られていますが、年齢はせん妄の準備因子

ここで差がつく！エキスパートのコツ

- せん妄の直接因子は多数あることがわかっています。つまり、せん妄は、どのような人に生じてもおかしくないものなのです。
- 「直接因子」と「準備因子」を変えるのは難しいですが、「促進因子」は、看護の力によって減らすことができます！　患者の個別性に合わせて、促進因子を減らす介入を積極的に行いましょう。

として重要です。若年者では考えられないような比較的軽い身体の不調や発熱・脱水などや、常用量とされる範囲内の薬剤でも、状況によっては、せん妄が生じうるのです。

高齢者がせん妄を起こしやすい理由は、脳の加齢性変化によるアセチルコリン神経系の変化、ホメオスタシスの低下、視力・聴力の低下、薬剤に対する代謝機能の低下などです。

せん妄を発症しやすい年齢は70歳以上とされますが、超高齢社会を迎える昨今、入院患者の多くは高齢者です。高齢者は加齢に伴い、さまざまなことに適応しにくくなっています。特に、高齢者は、環境変化に適応困難なことが多く、入院という非日常的な環境での生活は、せん妄を発症させるとされています。

せん妄は、病院に限らず、**介護施設**への入所によっても起こるという報告もあります。

＊

せん妄は、患者の予後を悪化させる重要な因子です。早期介入による改善が望まれます。

（飯野好之）

表3 せん妄の準備因子

年齢	70歳以上
認知機能	認知症、うつ病、せん妄の既往 ● 患者本人に対しては、「数年前より記憶力が弱くなったと感じるか」「物忘れがひどくなったと感じるか」を確認する ● 家族に対しては、「物をよく探しているか」「自分の話したことを忘れていることがあるか」「同じ言動を何度も繰り返すことがあるか」を確認する
ADLレベル	要介護状態、体動困難、転倒の既往
感覚障害	視覚障害、聴覚障害
経口摂取困難	脱水、低栄養
薬剤	向精神病薬の多剤併用、アルコール依存症 ● アルコールについては、「飲酒量は日本酒3合／日か」「入院直前まで連続飲酒していたか」「肝機能障害があるか」を確認する ● 日本酒3合：ビールなら500mL缶3本以上、焼酎（25度）なら300mL以上に該当する
身体合併症	複数の疾患、慢性の腎および肝疾患、脳卒中の既往、神経疾患、代謝性異常、骨折・外傷、終末期、HIV感染　など

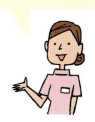

年齢や頭部疾患の既往など、脳の脆弱性を示す修正不能な要因が、せん妄の準備因子に該当します！

文献

1. Lipowski ZJ. Delirium；Acute Confusional States. New York：*Oxford University Press*, 1990.
2. Prugh DG, Wagonfeld S, Metcalf D, et al. A clinical study of delirium in children and adolescents. *Psychosom Med* 1980；42(1 Suppl)：177-195.
3. Hatherill S, Flisher AJ. Delirium in children and adolescents：A systematic review of the literature. *J Psychosom Res* 2010；68(4)：337-344.
4. Turkel SB, Braslow K, Tavaré CJ et al. The delirium rating scale in children and adolescents. *Psychosomatics* 2003；44(2)：126-129.

もっと知りたい Q&A

Q 若年患者は、せん妄にならないの？

A いいえ、そうではありません。
高齢者と比較すると起こりにくい、というだけです。

　若年の患者であっても、せん妄は起こりえます。直接因子や促進因子 ➡P.29 をみるとわかりますが、若年患者にも当てはまる多くの因子があります。準備因子に「年齢」が含まれているように、高齢者は、若年者と比べて、脳の器質的変化や環境になじむ適応力の低下などがあるため、せん妄になりやすいのです。

　しかし、せん妄は、直接因子・促進因子・準備因子が複雑に絡み合って発症するものです。当然、若年者でも発症します。

（飯野好之）

Q 小児も、せん妄になる？

A なります。あまり知られていませんが、潜在的には高頻度です。

　小児のせん妄に関する報告は、1980年代から増えてきました[2]。小児科入院中の患児の約10〜50％にせん妄が出現しますが、重症の場合は約17〜66％に発症するという報告[3]があります。成人に比べ、せん妄発症時に生じる行動上の問題が大事に至らないため注目されにくいのですが、潜在的な頻度は高いといえます。

　小児のせん妄の臨床的特徴（表）[4]を理解し、早期にせん妄の診断を行い介入することは、小児の入院期間を短縮し、将来的なQOLの改善につながる可能性があります。小児用のせん妄アセスメントツールもあります。

（津田泰伸）

表　小児のせん妄の臨床的特徴

臨床症状	n(%)	臨床症状	n(%)
注意の障害	84(100)	興奮	58(69)
睡眠障害	82(98)	無気力	57(68)
錯乱	81(96)	不安	51(61)
集中力の障害	80(95)	記憶障害	44(52)
反応性の障害	80(95)	幻覚	36(43)
精神症状の変動	78(93)	●幻視・幻聴	12(14)
イライラ	72(86)	●幻視のみ	11(13)
夜間の悪化	69(82)	●幻視・体感幻覚	8(10)
気分の不安定	66(82)	●幻聴のみ	3(2)
失見当識(n=57)	44(77)	●幻視・幻聴・体感幻覚	3(2)
●時間	23(40)		
●時間・場所	17(30)		
●時間・場所・人物	4(7)		

Turkel SB, Braslow K, Tavaré CJ et al. The delirium rating scale in children and adolescents. *Psychosomatics* 2003；44(2)：126-129.

せん妄を「見抜く」

Step 1

 せん妄と深くかかわる「敗血症」ってどんなもの？

 敗血症は「感染症が原因で生じた臓器障害」です。敗血症によって脳機能障害が起こる過程で、せん妄が生じると考えられています。

敗血症は「感染に対する制御不能な宿主反応に起因した、生命を脅かす臓器障害」と定義されます。臓器障害への発展は、以下のような流れをたどります。

① 体内に入り込んだ病原菌が産生する毒素によって、体内の細胞がサイトカイン（炎症を誘発する物質）を放出する
② サイトカインの血管拡張作用によって、血圧低下、細胞内部の毛細血管における血液凝固が生じる
③ 生命維持にかかわる主要臓器（腎臓・心臓・脳など）の血流量が減少する
④ これを補うために心臓が活発になり、心拍数と血流量を増加させる
⑤ 心負荷が高まり、細菌の毒素の影響もあって心臓が弱る
⑥ 心臓が弱ると血液量も減少し、さらに臓器血流量が減少する

③〜⑥の過程で、せん妄が生じるとされる

敗血症は生命の危機的状態へ移行しやすい病態なので、早期に発見し、早急に対応することが、とても重要です。

敗血症を見抜くスコアは2種類ある

敗血症を疑った場合に用いるスコアは、2種類あります。ICUで用いるSOFA（sequential organ failure assessment）スコアと、ICU以外の病棟・外来などで用いるq-SOFA（quick SOFA）です。

一般病棟で感染を疑う患者を受け持った際には、簡便なq-SOFAでスクリーニングし、2項目以上が該当するかどうかをチェックしてみましょう（表）。2項目以上該当する場合には、さらにSOFAをカウントし、ベースラインより2点以上の上昇があれば敗血症と診断されます（図）。患者に"感染"が生じていないかを疑うこと、そしてq-SOFA（呼吸回数、意識レベルの変調、収縮期血圧）を確認すること、この行動が患者の救命につながります。

なお、意識レベルの変調は、JCSやGCSで評価する意識状態だけでなく、意識変容も含まれます。せん妄は、軽度の意識混濁にさまざまな程度の意識変容を伴った状態です。そのため、せん妄が疑われる場合は、q-SOFAの意識レベルの変調「あり」と判断できます。

（津田泰伸）

表 q-SOFA

- 呼吸回数
  …20回/分以上
- 意識レベルの変調
  …あり
- 収縮期血圧
  …100mmHg以下

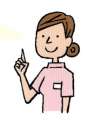

せん妄が疑われる場合は「q-SOFA：意識レベルの変調"あり"」です！

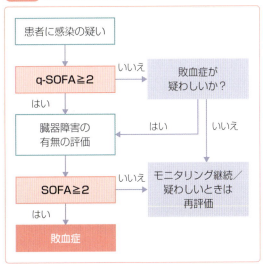

図 敗血症診断のながれ

日本版敗血症診療ガイドライン2016作成特別委員会：日本版敗血症診療ガイドライン2016（J-SSCG2016）．http://www.jsicm.org/pdf/jjsicm24Suppl2-2.pdf（2017.11.1アクセス）．

1 せん妄アセスメントについて知識を整理しよう

スクリーニングツールの種類と使い方

　日ごろ患者とかかわるなかで「なんだかソワソワしている」「いつもと何かが違う」といった場面を経験したことがあるでしょう。そんな場面に遭遇したとき、皆さんは、どのように患者をアセスメントし、状態を評価していますか？

　せん妄は早期に発見し、適切な治療を行うことが重要です。そのため、ベッドサイドで患者に長い時間たずさわっている看護師の「何かがおかしい」という気づきは、せん妄を早期に発見する第一歩となります。しかし、その気づきから、患者の状態を正しくアセスメントし、根拠に基づいて判断しなければ、せん妄を見逃してしまいます。

　看護師の"経験に基づく"せん妄の評価では、観察の視点が不足していたり、観察した患者の症状をせん妄と結びつけて評価できない場合があるため、せん妄を見逃しやすいといわれています。特に**低活動型せん妄**や、患者が80歳以上の**高齢**、**視覚障害**、**認知症**がある場合などでは、経験によるせん妄の評価は困難です。

　では、せん妄を見逃さずに見つけるためには、どのようにすればいいのでしょうか？

せん妄のスクリーニングの方法は？

　せん妄を見逃さないためには、せん妄の**スクリーニングツール**の活用が重要です。

　スクリーニングとは「ある集団から、特定の個人や集団を導き出すふるい分けの検査」のことです（図1）。つまり、すべての入院患者のなかから、せん妄を発症している患者を鑑別する、そのために用いるのが、せん妄のスクリーニングツールです。

　近年、臨床では、せん妄を判別するための、さまざまなスクリーニングツールが使用されています。

　ではここで、代表的な「せん妄のスクリーニングツール」について、その特徴・使用方法のポイントをみていくことにしましょう。

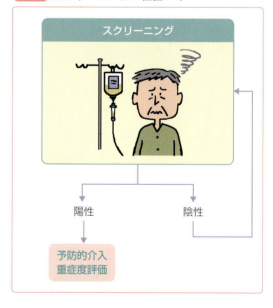

図1　スクリーニングの位置づけ

スクリーニングツールには、どのようなものがある？

せん妄スクリーニングツール（DST）

DST[*1]（表1 ▶P.36）は、日本で開発されたアセスメントツールです。患者面接や病歴聴取、看護記録、家族情報などから得られるすべての情報を用いて、**24時間**を振り返って評価します。

「A：意識・覚醒・環境認識のレベル」「B：認知の変化」「C：症状の変動」の3列の11項目で構成されており、A・B・Cのそれぞれに1つ以上該当する場合、せん妄の可能性があると判断します（図2）。

評価項目のなかに、うつ状態と間違えられやすい**低活動型せん妄**の症状も網羅されているのが特徴です。

● 利点と欠点

DSTは、**観察形式**のツールです。患者にそのつど質問しなくても、ケア提供時に観察できる行動や症状をもとに評価できるため、どんな病棟でも使いやすいのがメリットです。

DSTのデメリットとして、せん妄の重症度を測定できないことが挙げられます。しかし、DSTで評価した点数を「指標」として見比べれば、**状態変化**をとらえることもできます。

● 評価方法

まずは、**A列**（意識・覚醒・環境認識のレベル）の7項目すべてを評価し、当てはまる項目が1つでもあれば、B列（認知の変化）の2項目を評価します。

B列で当てはまる項目が1つでもあれば、続けてC列（症状の変動）の2項目を評価します。

C列で当てはまる項目が1つでもあれば、せん妄の可能性ありと判断します。

● 評価のポイント

評価項目の内容に完全に当てはまらない場合

図2　DST評価のながれ

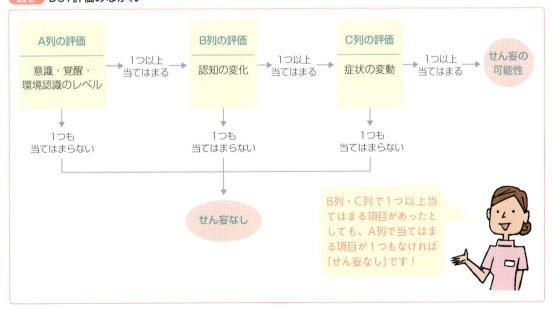

*1　DST（Delirium Screening Tool）：せん妄スクリーニングツール

表1　せん妄スクリーニングツール（DST）

			ある	なし
A列 意識・覚醒・環境認識のレベル	現実感覚	夢と現実の区別がつかなかったり、ものを見間違えたりする。例えば、ごみ箱がトイレに、寝具や点滴のビンが他のものに、さらに天井のシミが虫に見えるなど		
	活動性の低下	話しかけても反応しなかったり、会話など人とのやりとりがおっくうに見えたり、視線を避けようとしたりする。一見すると「うつ状態」のように見える		
	興奮	ソワソワして落ち着きがなかったり、不安な表情を示したりする。あるいは、点滴を抜いてしまったり、興奮し暴力をふるったりする。時に、鎮静処置を必要とすることがある		
	気分の変動	涙もろかったり、怒りっぽかったり、焦りやすかったりする。あるいは、実際に泣いたり、怒ったりするなど感情が不安定である		
	睡眠-覚醒のリズム	日中の居眠りと夜間の睡眠障害などにより、昼夜が逆転していたり、あるいは1日中、明らかな傾眠傾向にあり、話しかけてもうとうとしていたりする		
	妄想	最近、新たに始まった妄想（誤った考えを固く信じている状態）がある。例えば、家族や看護師がいじめる、医者に殺されるなどと言ったりする		
	幻覚	幻覚がある。現実にはない声や音が聞こえる。実在しないものが見える。現実的にはあり得ない、不快な味やにおいを訴える。（口がいつもにがい、しぶい、イヤなにおいがするなど）。身体に虫が這っているなどと言う		
B列 認知の変化	見当識障害	見当識（時間・場所・人物などに関する認識）障害がある。例えば、昼なのに夜だと思ったり、病院にいるのに、自分の家だと言うなど、自分がどこにいるのかわからなくなったり、看護スタッフを孫だと言うなど、身近な人の区別がつかなかったりする		
	記憶障害	最近、急激に始まった記憶の障害がある。例えば、過去の出来事を思い出せない。さっき起こったことも忘れる		
C列 症状の変動	現在の精神症状の発症パターン	現在ある精神症状は、数日前から数週間前に急激に始まった。あるいは、急激に変化した		
	症状の変動性	現在の精神症状は、1日の中でも出たり引っ込んだりする。例えば、昼ごろは精神症状や問題行動もなく過ごすが、夕方から夜間にかけて悪化するなど		

町田いづみ，青木孝之，上月清司，他：せん妄スクリーニング・ツール（DST）の作成．総合病院精神医学2003；15（2）：152．より一部改変のうえ転載

せん妄を「見抜く」

どうやる？
DSTを使ったせん妄評価

Step
1

▶ 事例

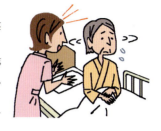

　Aさん（72歳、女性）。既往歴は特になし（認知症と診断されていない）。毎日、犬の散歩をしており、ADLは自立している。

　2〜3日前より発熱と咳が出現。様子をみていたが、38.0℃の発熱と食事摂取量の低下が認められたため、娘に付き添われて、ふらつきながら受診。肺炎と診断され、即日入院となった。

　入院時は「お世話になります」「こんなことになるなんてね」「早く受診しておけばよかったわ」と話していた。

　入院2日目。日中は、声をかけても眠そう（傾眠傾向）にしていた。しかし、夜間帯、ベッド上でソワソワしているAさんを2年目看護師が発見。声をかけると「行かなくちゃ」「（ここは）病院？　違うわよ。早く家に帰ります」「入院なんかしていません」と言いながら、落ち着かない様子である。

▶ DSTで評価してみよう！

①「A：意識・覚醒・環境認識のレベル」の評価（24時間を振り返って全項目を評価）
- Aさんは現在、ソワソワして落ち着かない様子です。そのため「興奮"あり"」と評価できます。
- Aさんは、日中、傾眠傾向でした。そのため「睡眠−覚醒のリズム"異常あり"」と評価できます。

　→2項目当てはまるため、B列の評価へ進みます。

②「B：認知の変化」の評価
- Aさんには、もともと認知症はありません。しかし、現在は「病院という場所」を認識できていません。そのため「見当識障害"あり"」と評価できます。
- Aさんは、自分が入院していることを忘れています。そのため「記憶障害"あり"」と判断できます。

　→2項目当てはまるため、C列の評価へ進みます。

③「C：症状の変動」の評価
- Aさんは、もともと、ADLが自立しており、認知症もありません。そのため、今ある症状は、入院後、急激に発症したと考えられ、「現在の精神症状の発症パターン"急激に始まった"」と評価できます。
- 日中の活動の様子（傾眠傾向）から、症状が1日のなかで変動していることがわかります。そのため「症状の変動性"あり"」と評価できます。

　→2項目当てはまることから、全系列で1つ以上「ある」となり、せん妄の可能性があると判断します。

▶ その後

　「せん妄の可能性あり」と評価した看護師は、すぐに医師へ報告。精神科医師の指示に基づく抗精神病薬投与が開始となりました。また、各勤務帯にDST評価を行い、治療の効果をスタッフ間で共有することにしました。

　加えて、日中は積極的にリハビリテーションを行い、昼夜の生活リズムをつけるよう、病棟全体で統一した介入を行いました。

　その結果、数日後には、DSTの点数が減少し、せん妄が改善しました。

（例：妄想とはいいきれない場合や、ごく軽度の記憶障害など）でも、「何かおかしい」と判断したときは「あり」と評価します。

患者の情報が記録にない場合や、家族から聴き取りできない場合でも、自分の勤務帯において患者の精神症状のパターンに変化があった場

合は「あり」と評価します。

NEECHAM混乱・錯乱状態スケール（ニーチャムスケール）

ニーチャムスケール（表2）は、患者の行動や反応から錯乱・混乱の程度を測定し、せん妄を評価するアセスメントツールです。「情報処理」「行動」「生理学的コントロール」の3カテゴリーで構成され、合計30点満点で評価します。

ニーチャムスケールを用いた評価を行う際は、最低でも数時間は患者の経過を観察し、実際に日常生活援助を行って、日ごろのかかわりのなかで評価することが推奨されています。

◎利点と欠点

ニーチャムスケールは、点数をつけて評価するため、せん妄の重症度を評価できるのがメリットです（図3）。

ただし、評価項目に「会話」が含まれているため、気管挿管患者への使用は困難です。また、項目が多いため、慣れないスタッフは、評価に時間がかかってしまうというデメリットもあります。

◎評価方法

各項目で患者が該当する項目の点数を加算し、その合計点数で評価します ➡ P.41。

図3 ニーチャムスケールの考え方

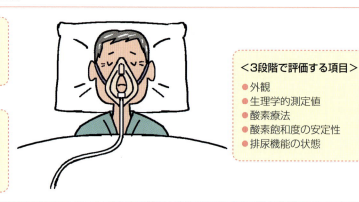

＜6段階で評価する項目＞
- 認知-理解-行動
- 短期記憶-思考／会話の内容

＜5段階で評価する項目＞
- 注意力-覚醒-反応性
- 動作
- 会話

＜3段階で評価する項目＞
- 外観
- 生理学的測定値
- 酸素療法
- 酸素飽和度の安定性
- 排尿機能の状態

表2 NEECHAM混乱・錯乱状態スケール（ニーチャムスケール）

レベル1 情報処理	注意力 注意力-覚醒-反応性	注意力・覚醒が完全である	4
		短時間または過剰な注意力・覚醒	3
		一定しないまたは不適切な注意力・覚醒	2
		注意・覚醒が困難である	1
		覚醒度・反応性が低下している	0
	統制 認知-理解-行動	複雑な指示に従うことができる	5
		複雑な指示への反応が緩慢	4
		1つの指示に従うことができる	3
		直接指示に従うことができない	2
		視覚的な指示に従うことができない	1
		低活動で傾眠傾向	0

	項目	内容	点
	見当識 見当識 短期記憶 -思考／会話の内容	時間・場所・人の見当識がある	5
		人と場所の見当識がある	4
		見当識が変動する	3
		失見当識があり記憶・想起が困難である	2
		失見識状態があり認知が困難である	1
		刺激に対する認知・情報処理能力があり低下している	0
レベル2 行動	外観	姿勢を保持することができ外観が整い清潔さがある	2
		姿勢または外観のどちらかが乱れている	1
		姿勢と外観の両方が異常である	0
	動作	行動が正常である	4
		行動が遅いまたは過剰である	3
		動作が乱れている	2
		不適切で支離滅裂な動作がある	1
		動作が低下している	0
	会話	適切に会話を始めることができる	4
		適切な会話をうまく始められない	3
		話し方が不適切・不明瞭である	2
		話し方や声が乱れている	1
		異常な声	0
レベル3 生理学的コントロール	生理学的測定値	収縮期・拡張期血圧、心拍数、体温、呼吸数が正常範囲内にあり、脈拍が整	2
		上記のうちどれか1つに異常値がある	1
		上記のうち2つ以上に異常値がある	0
	酸素療法	酸素療法の指示なし	0
		酸素療法の指示はあるが、現在酸素投与されていない	1
		酸素療法の指示があり、現在酸素投与されている	2
	酸素飽和度の安定性	酸素飽和度が正常値の範囲内（93以上）であり、しかも酸素の投与を受けていない	2
		酸素飽和度が90～92の間であるか、または酸素の投与を受けている	1
		酸素飽和度が90未満である	0
	排尿機能の状態	膀胱のコントロール機能が維持できている	2
		最近24時間以内に尿失禁があったか、またはコンドーム型排尿カテーテルを着用している	1
		現在尿失禁状態であるか、尿道留置カテーテルを用いているか、間欠的導尿をしている、または無尿状態である	0

Page V, Ely EW著，鶴田良介，古賀雄二監訳：ICUのせん妄．金芳堂，京都，2013：128-129．より転載
(Neelon VJ, Champagne MT, Carlson JR, et al. The NEECHAM Confusion Scale: construction, validation, and clinical testing. *Nurs Res* 1996；45(6)：324-330．より許可を得て改変)

どうやる？
ニーチャムスケールを使ったせん妄評価

▶事例

Bさん（75歳、男性）。認知症と診断されてはおらず、ADLは自立している。がまん強い性格である。

数日前に転倒し、左大腿骨頸部骨折で入院。現在、手術待機中で、直達牽引を行い、ベッド上安静のため尿道留置カテーテルを挿入している。

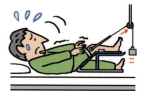

日中、看護師が清拭を行っているときのこと。Bさんは牽引を気にしながら「これ、いつになったら取れるの？」と発言。看護師が、手術が終わるまでは外せないこと、ずれや感染を起こすリスクがあるため牽引に触らないように説明すると、「そうか、わかったよ」と言い、清拭タオルで自分の腕を拭いていた。

しかし、その後すぐに「痛いし、邪魔なんだよね」と再び牽引に触れ、「病院になんかいたくないな」「昼の間に帰る」と起き上がろうとしている。

▶ニーチャムスケールで評価してみよう！

①「レベル1：情報処理」の評価
- ●**注意力**：Bさんは、完全に覚醒しているため、障害なしの「4点」と評価できます。
- ●**統制**：Bさんは、看護師の説明によって一度は安静を保つことができたものの、腕を拭き終わったらすぐに牽引を触っています。そのため、複雑な指示にうまく反応できないが、1つの指示に従える「3点」と評価できます。
- ●**見当識**：Bさんの「病院になんかいたくない」「昼の間に帰る」という発言から、現在の場所や時間を正しく認識できていることがわかります。そのため、障害がない「5点」と評価できます。

②「レベル2：行動」の評価
- ●**外観**：Bさんは、清拭タオルで自分の腕を拭くことができています。そのため、姿勢と外観に問題がない「2点」と評価できます。
- ●**動作**：Bさんは、直達牽引中にもかかわらず起き上がろうとしています。そのため、動作が乱れている「2点」と評価できます。
- ●**会話**：会話は可能なので「4点」と評価できます。

③「レベル3：生理学的コントロール」の評価
- ●Bさんには、尿道留置カテーテルが挿入されています（排尿機能の状態「0点」）。
- ●バイタルサイン測定の結果は、呼吸数が多いこと以外は問題がありません（測定値「1点」）。なお、酸素投与なしでもSpO_2に異常はありません（酸素療法「0点」、酸素飽和度の安定性「0点」）。

→合計21点であり「中等度から発症早期のせん妄」と判断します。

▶その後

「せん妄発症」と評価した看護師は、まず、ベッドからの転落予防を行いました。そして、せん妄因子の1つとして「下肢の痛み」を考え、疼痛コントロールを行いました。各勤務帯でニーチャムスケールを評価し、スタッフ間で情報共有を行いました。

その後、ニーチャムスケールの合計が27点となり、Bさんのせん妄は改善しました。

<合計点数>
- 19点以下：中等度から重度の混乱・錯乱
- 20〜24点：軽度または発生初期の混乱・錯乱
- 25〜26点：混乱・錯乱の危険性が高い
- 27点以上：正常

● 評価のポイント

24点以下は、せん妄発症と判断し、抗精神病薬を使用します。ルート類の事故（自己）抜去や、転倒・転落のリスクがあるため、安全対策を行います。原疾患の悪化や低酸素、疼痛などにより、せん妄を発症している可能性があるため、せん妄となりうる因子をアセスメントし、リスク因子を取り除くようなケアを行います。

25〜26点は、せん妄発症リスクが高いため、せん妄評価を行って早期発見に努めます。スタッフ間で情報を共有し、安全対策やリスク因子のアセスメントを進めましょう。

ICUにおける混乱評価法（CAM-ICU）

CAM-ICU[*2]（図4 ➡ P.42）は、1990年に作成された混乱評価法（CAM）を応用して作成されたスクリーニングツールです。せん妄の有無を、陰性か陽性かで判断します。

CAM-ICUで評価できるのは、その時点でのせん妄の有無です。そのため、定期的な評価が必要です。

● 利点と欠点

CAM-ICUのメリットは、気管挿管や気管切開の影響で発声できない患者にも使用できることです。

ただし、CAM-ICUで正しく評価するためには、患者の協力が不可欠なので、医療者の呼びかけに反応を示せない患者には使えません。そのため、CAM-ICUには**RASS**[*3]（リッチモンド鎮静・興奮スケール、表3 ➡ P.42）という鎮静深度の評価スケールが組み込まれています。

● 評価方法

最初に、**RASS**の評価を行い、「RASS－3〜＋4」なら「所見1（精神状態の急激な変化または変動する経過）」の評価を開始します。

所見1では、普段（または過去24時間）の精神状態と、現在の精神状態を比較します。精神状態の変化があるなら「所見2（注意力スクリーニングテスト）」の評価に進みます。

所見2の評価には、患者の協力が必要です。患者に、指定した数字のときに手を握るように説明し、10個伝えた数字のうち、誤答の数を評価します。誤答が3つ以上あったら「所見3（意識レベルの変化）」の評価に進みます。

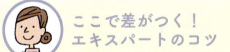

ここで差がつく！エキスパートのコツ

- せん妄を見逃さないためには「定期的な評価」を行うタイミングも大切です。
- 入院時や各勤務帯、勤務交代時（2人で評価する）、鎮静薬の変更時など、病棟内で評価するタイミングを統一するとよいでしょう。

ここで差がつく！エキスパートのコツ

- 「所見2」の評価で数字を言うときには、3秒ずつ間隔をあけるのがポイントです。
- 臨床での3秒は、意外と長いものです。この間に、正しく数字を認識し、必要なときだけ手を握る行動がとれなければ、明らかに注意力が低下しているといえるでしょう。

[*2] CAM-ICU（Confusion Assessment Method for the ICU）：ICUにおける混乱評価法
[*3] RASS（Richmond agitation-sedation scale）：リッチモンド鎮静興奮スケール

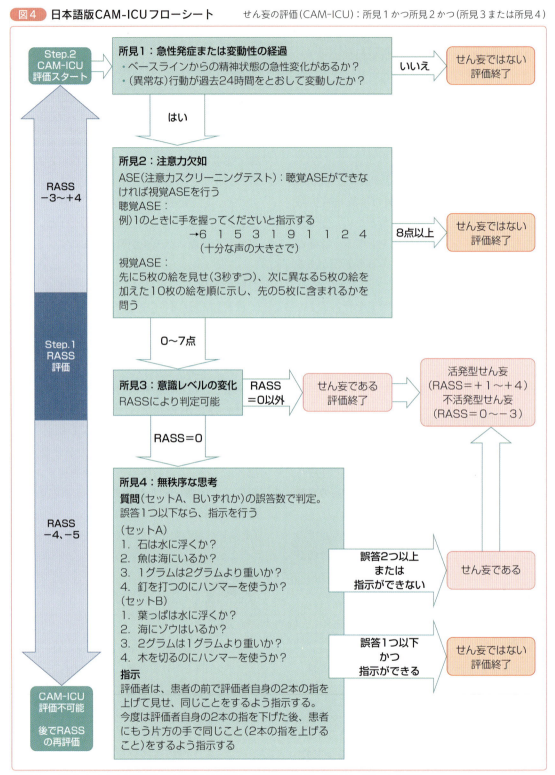

図4 日本語版CAM-ICUフローシート　せん妄の評価（CAM-ICU）：所見1かつ所見2かつ（所見3または所見4）

古賀雄二：ICUにおけるせん妄評価 日本語版CAM-ICU．看護技術2009；55(1)：32．より転載
4つの診断基準、すなわちⅰ）急性発症または変動性の経過、ⅱ）注意力欠如、かつⅲ）意識レベルの変化またはⅳ）無秩序な思考によりせん妄を発見するツールである

表3 RASS（リッチモンド鎮静・興奮スケール）

スコア	状態	臨床症状
+4	闘争的、好戦的	明らかに好戦的、暴力的、医療スタッフに対する差し迫った危険がある
+3	非常に興奮した過度の不穏状態	攻撃的、チューブ類またはカテーテル類を自己抜去する
+2	興奮した不穏状態	頻繁に非意図的な体動があり、人工呼吸器に抵抗性を示しファイティングが起こる
+1	落ち着きのない不安状態	不安で絶えずソワソワしている、しかし動きは攻撃的でも活発でもない
0	覚醒、静穏状態	意識清明で落ち着いている
−1	傾眠状態	完全に清明ではないが、呼びかけに10秒以上の開眼およびアイコンタクトで応答する
−2	軽い鎮静状態	呼びかけに開眼し10秒未満のアイコンタクトで応答する
−3	中等度鎮静状態	呼びかけに体動または開眼で応答するが、アイコンタクトなし
−4	深い鎮静状態	呼びかけに無反応、しかし身体刺激で体動または開眼する
−5	昏睡	呼びかけにも身体刺激にも無反応

Sessler CN, Gosnell MS, Grap MJ, et al. The Richmond Agitation-Sedation Scale : validity andreliability in adult intensive care unit patients. *Am J Respir Crit Care Med* 2002；166(10)：1338-1344.

- RASSは、以下の2ステップで評価します。
- プラスは興奮が強い(不穏)、マイナスは鎮静が強いことを示します。

Step 1
「興奮の程度」をみる

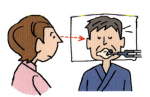

- 30秒間の視診
- 意識があり、興奮しているか(RASS 0〜+4)を判定

Step 2
「意識障害の程度」をみる

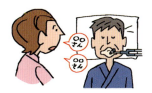

- 呼びかけ刺激で開眼するか(RASS −1〜−3)をみる

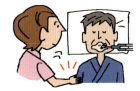

- 反応がなければ、身体刺激で開眼するか(RASS −4〜−5)をみる

どうやる？
CAM-ICU を使ったせん妄評価

▶ 事例

Cさん（70歳、男性）。尿路感染による重症敗血症で入院しており、現在、鎮痛・鎮静下で呼吸器管理中。日中はRASS 0〜−1で、声かけにはうなずき、体位変換などのケアにも協力的である。

ある日の夕方、Cさんは、顔を横に振りながら上肢をばたつかせ、落ち着かない様子となった。

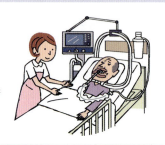

▶ CAM-ICUで評価してみよう！

① 「STEP1：RASS」の評価
- Cさんは、頻繁な体動があり、落ち着かない様子であるため「RASS ＋1〜＋2」と評価できる。
  →呼びかけに反応を示せるため、STEP2の評価へ進みます。

② 「STEP2：CAM-ICU」の評価スタート
- 所見1：Cさんの現在の症状は、急激に始まっています。
  →急性発症であるため、所見2の評価へ進みます。
- 所見2：ASEを実施したところ、6つ正解できました。
  →注意力欠如と判断できるため、所見3の評価へ進みます。
- 所見3：CさんはRASS ＋1〜＋2です。
  →RASS＝0以外であるため、この時点でせん妄と判断できます。

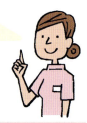

所見4の評価に進むのは、「RASS 0」のときだけ！

▶ その後

Cさんは、せん妄と判断されたため、抗精神病薬の投与が行われました。

疼痛スケールの点数も増加していたため、せん妄因子の1つとして「疼痛」を考え、鎮痛薬の増量を行い、せん妄評価を継続して実施しました。

その後、次郎さんはRASS 0〜−1で経過。せん妄症状も改善しました。

所見3は、冒頭で評価したRASSの結果で評価します。この段階で、RASS 0以外はせん妄（RASS＋1〜＋4は活動型、RASS−1〜−3：不活動型）と判断します。なお、RASS 0の場合には、最後の「所見4（無秩序な思考）」の評価に進みます。

所見4は、「はい/いいえ」で答えられる4つの質問および指示動作で評価します。誤答が2つ以上または指示動作に応じられない場合は、せん妄と判断します。

● 評価のポイント

CAM-ICUは、患者の協力が不可欠です。十分な説明を行っても評価困難なとき（患者が面倒くさがる、バカにされたように感じて嫌がるなど）は、別のスケールでの評価を検討してもよいでしょう。

患者が回答を覚えてしまって、機械的に回答しているように感じても、1回の評価で終わりにせず、継続して評価し、患者の変化を評価していきます。

集中治療せん妄スクリーニングチェックリスト(ICDSC)

ICDSC*5(表4 ➡P.46)は、クリティカルケア領域で、せん妄をスクリーニングするために作成されたツールです。

「意識レベルの変化」「注意力欠如」「失見当識」「幻覚、妄想、精神異常」「精神運動的な興奮あるいは遅滞」「不適切な会話あるいは情緒」「睡眠／覚醒サイクルの障害」「症状の変動」の8項目からなるチェックリストで、**8時間**あるいは**24時間**の状況に基づいて、せん妄を判定します。

● 利点と欠点

ICDSCのメリットは、患者の協力を必要とせず、**客観的**な患者の状態や行動から評価できることです。そのため、**気管挿管**や**気管切開**などで発声できない患者にも使用可能です。

また、評価する際は、実際に見た事象のみではなく、**24時間以内**であれば**記録**から判断してもよいとされています。そのため「今、せん妄があるのか」が判断できないというデメリットもあります。

しかし、評価が点数化されるため、症状の程度がどう変化しているかをみる一種の指標となるかもしれません(残念ながら、重症度の評価に関する信頼性と妥当性は、まだ、証明されていません)。

● 評価方法

患者の状態が、それぞれの項目に当てはまれば、1点加算していきます。合計最大点は8点で、**4点以上**は**せん妄**と判断します。

なお、患者が**鎮静中**の場合は「1. 意識レベルの変化」の評価は行いません。

また、「2. 注意力欠如」あるいは「5. 精神運動的な興奮あるいは遅滞」で評価する「精神活動の低下」が、**鎮静薬**によるものと判断した場合は加算されません。

● 評価のポイント

ICDSCは客観的評価なので、1～3点であってもせん妄の可能性があります。

一般的に、せん妄判定のカットオフ値は4点以上ですが、実際には**3点以上**でせん妄と判定することが推奨されています。

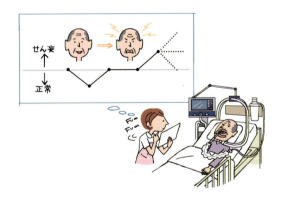

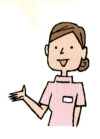

クリティカルケア領域で、これからせん妄スケールを導入する場合、シンプルなICDSCのほうが導入しやすいかもしれません。しかし、大切なのは「どのスケールを用いるか」ではなく「評価を継続して行うこと」です。統一した評価を行うことが、ケア実践の第一歩となります。

---

*5 ICDSC(the Intensive Care Delirium Screening Checklist)：集中治療せん妄スクリーニングチェックリスト

表4　集中治療せん妄スクリーニングチェックリスト（ICDSC）

- このスケールは、それぞれ8時間のシフトすべて、あるいは24時間以内の情報に基づき完成される
- 明らかな徴候がある＝1ポイント、アセスメント不能あるいは徴候がない＝0で評価する

1．意識レベルの変化 (A)反応がないか、(B)なんらかの反応を得るために強い刺激を必要とする場合は評価を防げる重篤な意識障害を示す。もしほとんどの時間(A)昏睡あるいは(B)昏迷状態である場合、ダッシュ（−）を入力し、それ以上評価を行わない。 (C)傾眠あるいは、反応までに軽度ないし中等度の刺激が必要な場合は意識レベルの変化を示し、1点である。 (D)覚醒、あるいは容易に覚醒する睡眠状態は正常を意味し、0点である。 (E)過覚醒は意識レベルの異常ととらえ、1点である。	点
2．注意力欠如 会話の理解や指示に従うことが困難、外からの刺激で容易に注意がそらされる。話題を変えることが困難。これらのうちいずれかがあれば1点。	点
3．失見当識 時間、場所、人物の明らかな誤認。これらのうちいずれかがあれば1点。	点
4．幻覚、妄想、精神異常 臨床症状として、幻覚あるいは幻覚から引き起こされていると思われる行動（例えば、空を掴むような動作）が明らかにある。現実検討能力の総合的な悪化。これらのうちいずれかがあれば1点。	点
5．精神運動的な興奮あるいは遅滞 患者自身あるいはスタッフへの危険を予防するために追加の鎮静薬あるいは身体抑制が必要となるような過活動（例えば、静脈ラインを抜く、スタッフをたたく）。活動の低下、あるいは臨床上明らかな精神運動遅滞（遅くなる）。これらのうちいずれかがあれば1点。	点
6．不適切な会話あるいは情緒 不適切な、整理されていない、あるいは一貫性のない会話。出来事や状況にそぐわない感情の表出。これらのうちいずれかがあれば1点。	点
7．睡眠/覚醒サイクルの障害 4時間以下の睡眠、あるいは頻回な夜間覚醒（医療スタッフや大きな音で起きた場合の覚醒を含まない）。ほとんど1日中眠っている。これらのうちいずれかがあれば1点。	点
8．症状の変動 上記の徴候あるいは症状が24時間のなかで変化する（例えば、その勤務帯から別の勤務帯で異なる）場合は1点。	点

合計点 ＿＿＿＿＿

- 4点以上はせん妄

Bergeron N, Dubois MJ, Dumont M, et al. Intensive Care Delirium Screening Checklist：evaluation of a new screening tool. *Intensive Care Med* 2001；27：859-864. Dr. Nicolas Bergeronの許可を得て逆翻訳法を使用し翻訳、翻訳と評価：卯野木健（筑波大学附属病院）、水谷太郎（筑波大学医学医療系救急・集中治療部）、櫻本秀明（筑波大学附属病院）．

どうやる？ ICDSCを使ったせん妄評価

▶事例

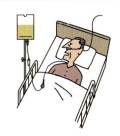

Dさん（65歳、男性）。心筋梗塞の既往歴がある。認知症と診断されてはいない。数日前から歩行時の呼吸困難感を認めて受診。精査の結果、心不全と診断され、入院となった。

現在は酸素投与（3Lカニューラ）を行い、SpO_2 97％で経過。「何だか悪いねえ。今は苦しくないよ」と言いながら、安静を保っている。入院数日後から夜間帯はあまり眠れておらず、日中は傾眠傾向にある。

ある日の夜間帯。Dさんは、この日も眠れていない。巡視時に、受け持ち看護師が声をかけると、Dさんは「あそこに何かいない？」と言いながら、一点を指さしている。受け持ち看護師は、先輩看護師に「Dさんが、何か"怖いこと"を言っているんです」と報告。すると、先輩看護師は「幻覚が見えているんじゃないの？」と言い、ICDSCで一度評価してみることになった。

▶ICDSCで評価してみよう！

①意識レベルの変化：Dさんは、日中は傾眠傾向にあります。→「1点」
②注意力欠如：Dさんは会話の理解はできています。→「0点」
③失見当識：Dさんは、病院にいること、夜であること、看護師が来たことを理解しています。→「0点」
④幻覚、妄想、精神異常：Dさんは一点を指して「あそこに何かいない？」と言っています。→「1点」
⑤精神運動的な興奮：Dさんには、特に、過活動や低活動は認められません。→「0点」
⑥不適切な会話あるいは情緒：Dさんの会話には、一貫性があります。→「0点」
⑦睡眠/覚醒サイクルの障害：Dさんは、数日、夜間は覚醒しています。→「1点」
⑧症状の変化：Dさんには、1日を通して、覚醒状況の変化を認めます。また、日中にはみられなかった幻覚が夜間に出現しています。→「1点」
→合計3点となり、Dさんは「せん妄を発症する危険が高い」状態と判断できます。

▶その後

アセスメントの結果、Dさんは「心不全悪化による低酸素から、せん妄を発症する危険性が高い」と考えられました。そのため、酸素消費量が上がらないよう安静保持に努め、酸素化能の評価とせん妄評価を継続して実施し、せん妄の早期発見に努めました。

その後、ICDSCで4点となったため、医師へ報告。血液ガス検査を行ったところ二酸化炭素値の上昇を認め、NPPV[*6]装着となりました。

早期に対応できたため、心不全が悪化することなく、すぐに酸素化が改善。それに伴って、せん妄症状も消失しました。

*6 NPPV (non-invasive positive pressure ventilation)：非侵襲的陽圧換気

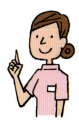

鎮静スケールとして古くから使われているラムゼイスケールは、もともとは麻酔薬の効果を判定するためのスケールです。そのため、鎮静深度の判定は容易ですが、興奮状態は判定できません。RASSのほうが使いやすいといえるでしょう。

スクリーニングツールは、どのように選ぶ？

スクリーニングツールには、それぞれ特徴があります（表5）。

対象患者によって、スクリーニングツールの感度や特異度も変化します。それぞれのツールの特徴を知り、患者の状況に合ったツールを活用しましょう。

重症患者の場合

鎮静管理や気管挿管などを行っている重症患者に対しては、重症患者を対象として作成された**CAM-ICU**や**ICDSC**での評価が有用です。これらのスケールを使うときには、患者の**鎮静深度**が評価に影響することに注意が必要です。十分な覚醒が得られた状態、すなわち、適切な鎮静深度のもとで評価してください。

CAM-ICUの場合、繰り返し評価が行われることで、患者のやる気が損なわれ、評価を難しくすることがあるといわれています。CAM-ICUは患者の協力が不可欠であるため、そのような場合はICDSCなど別のスケールで評価していきます。また、患者の**現時点**での状態を評価するスケールであるため、患者の過去の状況を評価することはできません。常に注意深く観察を行い、意識状態の変化があった場合にタイムリーに評価しなければ、せん妄を発見することができません。

一方、ICDSCは、幅のある時間帯における**総合的**な評価が可能です。ただし、「今、発症しているせん妄」をタイムリーに評価することはできません。

一般病棟の患者の場合

一般病棟などに入院している**意識清明**な患者の場合、ケア場面を通して観察できる**ニーチャムスケール**や、簡便に評価できる**DST**が望ましいといえます。

表5 患者に合わせたスケールの選択

対象	選択したいスケール	患者の協力	ポイント
重症患者 ●鎮静管理下 ●気管挿管 （十分な覚醒状態で）	CAM-ICU	必要	●現時点での評価となるため、意識状態の変化をタイムリーに評価する必要がある
	ICDSC	不要（24時間以内の記録でも評価可能）	●幅のある時間帯（8時間/24時間）で総合的に評価できる
一般病棟の患者 ●比較的意識清明	ニーチャムスケール	必要	●ケア場面を通して観察できる
	DST	不要	●評価が簡便 ●24時間を振り返る観察形式 ●低活動型せん妄の症状も網羅

スクリーニングツールを、いつ使う？

スクリーニングツールは、「おかしいな」と感じたときに使用し、評価することが大切です。しかし、この「おかしいな」という気づきは、看護師の経験や個々の能力などによって左右されるため、せん妄を見逃してしまう恐れがあることから、スクリーニングツールは、**定期的**に、すべての患者に使用するほうが、せん妄患者の早期発見につながります。

せん妄は短期間で出現し、1日のなかで症状が変動します。そのため、せん妄の評価は少なくとも**1日1回**、もしくは、入院時や各勤務帯で1回実施するのが望ましいでしょう。

リスクアセスメントとスクリーニングの違いは？

リスクアセスメントで「せん妄になりやすい」患者を把握

せん妄を早期に発見するためには、患者の状態をアセスメントし、**せん妄を起こしやすい患者**を把握しておくことが大切です。せん妄を起こしやすい患者の言動を、継続的に注意深く観察しておくことで、患者の言動面における微細な変化に気づくことができます。

せん妄を起こしやすい患者については、スタッフ間で**情報共有**しておき、せん妄に対する意識を高めておきましょう。そうすれば、各勤務帯におけるどの看護師も、「おかしいな」と患者の変化に早期に気づき、対応することができます。

スクリーニングで「せん妄が起こっている」患者を把握

スクリーニングツールは、患者の症状をチェックすることを目的に使用するものではありません。つまり、**せん妄ケア**につなげる**アセスメント手段**の1つでしかないのです。

せん妄のリスクアセスメントを行い、予防ケアとともに、患者の行動や言動を注意深く観察します。そして患者の変化に気づいたら、スクリーニングツールでせん妄の有無を評価し、適切な治療とケアを行い、せん妄の評価を継続して行っていきます。

なお、継続のためには、スタッフがスクリーニングツールの有用性を理解し、**部署内**で**統一したツール**を正しく使用し、病棟全体でせん妄ケアを行っていくことが大切です。

（佐藤可奈子）

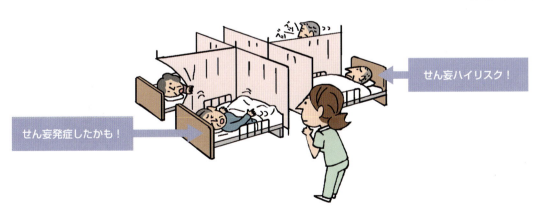

もっと知りたい Q&A

 ICUでDSTを使ってもいい？ CAM-ICUやICDSCでないとダメ？

 ICUでも、DSTを使えます。

　ICUであっても、DSTを使って問題ありません。ただし、DSTは、本来、一般病棟などの**軽症患者**に適したツールです。そのため、鎮静下にある患者の評価は難しいかもしれません。
　CAM-ICUやICDSCは、鎮静を考慮した評価項目となっているので、そのような患者には使用しやすいと思います。

（佐藤可奈子）

 病棟ごとに適したスケールが違う…。どうすればいい？

 統一したスケールを使用したほうが、継続評価が可能です。

　本来ならば、病棟ごとに適したスケールを使用するのが理想です。病棟ごとに、入院患者の傾向が異なるためです。しかし、院内で何種類ものスケールを用いると、スタッフが混乱し、正しく評価できなくなってしまう可能性があります。スタッフが正しい知識に基づいて、正しくせん妄評価を行えるようにするために、院内で統一したスケールを使用したほうがよいでしょう。ちなみに当院では、ICUから一般病棟に移動しても、継続して活用できるよう、ICUを含む全病棟でDSTを使用しています。
　また、統一したスケールで評価することは、評価者による差を減らすことにもつながります。

（佐藤可奈子）

 小児患者にも、成人患者と同じスケールを使っていいの？

 小児用の評価スケールも開発されています。

　小児は、コミュニケーション能力や認知力、表現力が未発達なので、成人と同じようにせん妄評価を行うのは困難です。
　日本において代表的な小児用のスケールに、**PCAM-ICU**（小児せん妄評価法）があります。これは、5歳以上の小児重症患者を対象としたスケールで、CAM-ICUに基づいて作成されたスケールです。

（佐藤可奈子）

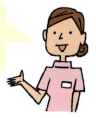

小児のせん妄は、成人のせん妄と比べて、認知や行動に関する問題よりも、気分の不安定さ（イライラする）や幻聴・妄想が強いとされています。

● 文献 ●

1. Page V, Ely, EW著, 鶴田良介, 古賀雄二監訳：ICUのせん妄. 金芳堂, 京都, 2013：109-138.
2. 卯野木健：せん妄のすべて. ICNR 2015；2(1)：10-11, 62-69.
3. 山川宣監修：特集 誰も教えてくれなかった一般病棟でのせん妄対策. 月刊ナーシング 2015；34(14)：36-41.
4. 卯野木健：せん妄ケア 15の事例. 月刊ナーシング 2012；32(8)；6-13.

Column 「感度」と「特異度」

- 評価スケールに関する論文などを読んでいると、よく「感度」と「特異度」という用語が出てきます。これらは、その評価スケールの信頼性・妥当性を示す指標です。

- 感度は「陽性かどうか」を評価する指標です。「感度が高い＝陽性となりやすい」ことを示します。つまり、本来は陰性なのに陽性と誤って評価される(偽陽性)可能性も高いため、この評価だけでは「陽性だといいきること」はできません。

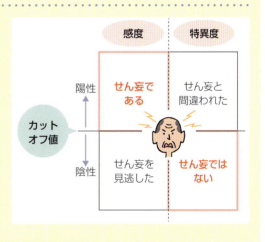

- 特異度は「陰性かどうか」を評価する指標です。「特異度が高い＝陰性となりやすい」ことを示します。つまり、本来は陽性なのに陰性と誤って評価される危険性も高いため、この評価だけでは「陰性だといいきること」はできません。

- ちなみに、感度と特異度は「カットオフ値」によって変化します。

- カットオフ値のラインが下がると「せん妄を見逃した」ケースは減りますが、「せん妄と間違われた」ケースは増えます。逆に、カットオフ値のラインが上がると「せん妄と間違われた」ケースは減りますが、「せん妄を見逃した」ケースは増えます。

- 本項で紹介したスケールは、いずれも、感度・特異度ともに高く、妥当性が証明されているものです。

(藤野智子)

> 1 せん妄アセスメントについて知識を整理しよう

医療安全ツールを有効活用する

　皆さんの施設には、安全対策のためにどのような医療安全ツールがありますか？　また、それを、どのように活用しているでしょうか？
　どの施設にも「転倒・転落要因のアセスメントシート」や「身体抑制に関するアセスメントシート」など、決められた医療安全ツールがあります。これらの評価を、うまく活用できているでしょうか？　日々の業務のなかで「評価すること」だけがルーチン化し、評価結果は別々に処理され、うまく活用できていない…。そんなことはありませんか？
　じつは、それぞれのツールは相互に関連し合っています。うまく活用できれば、患者の身体的・精神的状況や環境を効果的にアセスメントでき、患者を総合的に判断できます。

「医療安全」と「せん妄対策」、どのようにつながるの？

　せん妄を発症すると、多くの場合、点滴やドレーンの事故（自己）抜去、ベッドからの転倒・転落など、患者の身に危険が生じます。私たち看護師は、これらの事故を未然に防がなければなりません。
　そのため、リスクアセスメントでせん妄を起こしやすい患者と判断した場合、せん妄の予防ケアとともに、患者に危険が及ばないよう事前の安全対策が必要となります（図1）。

眠導入薬の薬剤作用など、せん妄発症の因子が多く含まれています。そのため、このアセスメントシートで転倒・転落を起こす危険性が高いと判定された患者は、せん妄を起こしやすいといえます。
　逆に、せん妄のリスクアセスメントでせん妄を起こしやすいと判断された患者は、転倒・転落を起こしやすい状況にあり、事前の安全対策が必要となります。

転倒・転落の多くは、せん妄によって生じる

　せん妄を発症する要因として、直接因子、促進因子、準備因子があります ➡P.28。
　「転倒・転落の要因チェック表（表1 ➡P.54）」の項目には、年齢、循環動態や脳血管神経などの身体的要因、幻覚・妄想などの精神状態、睡

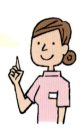

日々の行為をルーチン化せず、必要十分な看護ケアが行えるよう、院内で使用されている医療安全ツールの有効活用について、もう一度考えてみませんか？

図1 医療安全とせん妄対策の関連性

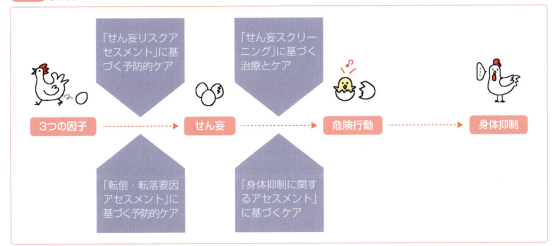

3つの因子 → せん妄 → 危険行動 → 身体抑制

- 「せん妄リスクアセスメント」に基づく予防的ケア
- 「せん妄スクリーニング」に基づく治療とケア

下段：
- 「転倒・転落要因アセスメント」に基づく予防的ケア
- 「身体抑制に関するアセスメント」に基づくケア

身体抑制が必要な状況の多くは、せん妄によって生じる

身体抑制の適応となるのは、チューブ類の**抜去**の危険性やベッドからの**転落**による危険性など、患者の危険行動です。「**身体抑制**に関する管理記録（表2 ）」は、これらの患者の危険行動に潜む、何かしらの原因を考える目的で使用されます。

ここに挙げた患者の危険行動は、せん妄によって引き起こされていることが多いのです。つまり、身体抑制の適応項目に該当すると判定された患者は、せん妄である可能性が高いといえます。

（佐藤可奈子）

もっと知りたい Q&A

Q 先輩看護師は、なぜ「この患者、せん妄になりそう」とわかるの？

A 経験に裏打ちされた「鋭い感性」がはたらいているのだと思います。

勤務中に、先輩看護師から「あの患者さん、たぶん、夜は不穏になるから注意してね」と言われた経験はありませんか？

看護師がせん妄発症の予測に用いている指標には、患者の特性・状態・環境などがあります。せん妄に対する知識、そして、過去の経験をふまえ、ちょっとした表情の変化や「ソワソワした様子」など、入院時との違いを見抜いているのです。

これらの客観的な指標に加えて、「勘」というものも、あなどれません。いわゆる第六感的なもので「確固たる理由はないけれど、なんとなくあやしい…」と感じることは、皆さんにもあるでしょう。そのように感じた場合は、せん妄の要因を探し、予防的な介入を行ってみるのも1つの手段です。

多くの経験から導き出された「感性」をはたらかせることも、よりよい看護ケアにつなげるためには大切だと思います。

（飯野好之）

表1 転倒・転落の要因チェック表（聖マリアンナ医科大学病院の例）

合計点が高いほど、せん妄が発症しやすいと考えられます。

ID ○○○　　　　病棟 ○○病棟
　　　　　　　　性別 ○
患者氏名 ○○○○ 様　年齢 ○○歳

項目	要因	点	11/1	11/8	/	/	/
感覚器	視力低下（視野狭窄・奥行障害）	1					
	めまい						
	コミュニケーション障害						
姿勢・歩行	バランステスト （1）～（3）の動きでふらつきを認めた時点で10点と判定する （1）椅子またはベッドから立ち上がる （2）目を閉じて5秒間ふらつきがないか ※医療者がいつでも支えられる状態で観察 （3）目を開けて部屋の入口まで歩く ※歩いてきた方向に向きを変え、元の位置に戻り座る	10	10	10			
脳血管神経	視診・けいれん発作の既往	1					
	末梢知覚障害						
循環動態	起立性低血圧をおこしやすい	1					
	低体温もしくは高体温						
	徐脈・頻脈を起こしやすい						
	その他						
精神状態	混乱（せん妄・幻聴・幻覚）	1					
	失認・失行・健忘						
	判断力・集中力・意欲の低下						
薬剤の作用副作用	睡眠導入薬・安定剤の使用中	2					
	下記のうち1剤以上使用 鎮痛薬・麻薬・下剤・βブロッカー	1					
排泄	排便・排尿の変調がある	1					
転倒歴	1年以内に1回	5	5	5			
	1年以内に2回以上	10					
発達	65歳以上	3	3	3			
	学童	1					
	幼児	3					
	乳児	2					
合計点			18	18			
危険判定（Ⅰ・Ⅱ・Ⅲ）							
看護診断リストアップ・計画の有無			有 無	有 無	有 無	有 無	有 無
担当者サイン			○○	○○			

- 入院時に、転倒・転落の危険性があるかどうかを、項目ごとにチェックし、アセスメントします。点数が高く、転倒・転落の危険性が高い場合は、看護計画を立案し、介入します。
- 週に1回、定期的に評価を行います。また、患者の状態が変化したときや、安静度が変更になった場合には、そのつど評価します。

【判定】
- 危険度Ⅰ（1～3点）：転倒・転落の可能性が低い
- 危険度Ⅱ（4～10点）：転倒・転落を起こしやすい
- 危険度Ⅲ（11点以上）：転倒・転落をよく起こす

1. 定期的もしくは状態変化時に要因をチェックし、危険度アセスメントする
2. 適応はすべての入院患者である
3. 各項目の要因の有無をチェックする。各点数配分の合計点は自動計算される
4. 空白に詳細情報を記入する。リスクのアセスメントは点数と要因の程度で決定する

せん妄を「見抜く」

表2 身体抑制に関する管理記録（聖マリアンナ医科大学病院の例）

ID ○○○
氏名 ○○○○ 様
生年月日 ○/○/○ 性別 ○
病棟名 ○○病棟

「抑制適応」となっていたら、せん妄スケールも合わせて評価します。

Step 1

項目		月/日 チェックをした時間	11月1日 日勤 15:00	11月1日 夜勤 21:00	11月2日 日勤 15:00	月 日 日勤	月 日 夜勤	月 日 日勤	月 日 夜勤	月 日 日勤	月 日 夜勤	月 日 日勤	月 日 夜勤
適応		①チューブなどを抜去する可能性がある ②ベッド等から転落による危険性がある ③危険行為や自傷行為を行う可能性がある ④治療のために必要な安静を確保できない ⑤その他（　　　　　　）	① ②	① ② ④	① ② ④								
実施部位		①体幹　②右上肢　③左上肢　④右下肢 ⑤左下肢　⑥股間	② ③	② ③	② ③								
実施方法		①セグフィックス ②抑制帯 ③ミトン ④ワンタッチベルト ⑤センサー （転倒むし・フロアセンサー・離床センサー・センサーベッド） ⑥介護衣（つなぎ） ⑦ベッド4点柵 ⑧ベッド柵固定 ⑨その他（　　　　　　） ⑩その他（　　　　　　）	③	② ③	② ③								
実施時間		①終日　②日中のみ　③夜間のみ ④その他（　　　　　　）	①	①	①								
観察		合併症の観察シートに沿って観察している	✓	✓	✓								
リスクの原因への対処		①睡眠障害への対処をしている	✓	✓	✓								
		②疼痛への対処をしている	✓	✓	✓								
		③不快感への対処をしている	✓	✓	✓								
		④問題行動への対処をしている	✓	✓	✓								
カンファレンス		抑制解除に向けカンファレンスの実施（1回/日） （点滴、ドレーン・チューブの必要性、生活リズムの確立に向けた援助、安静度の確認、抑制解除の工夫など）	✓	✓	✓								
判断		*抑制実施・介助の判断は医師を含めた2名以上で行う	⦿開始 継続 変更 解除	開始 継続 ⦿変更 解除	⦿継続 変更 解除	継続 変更 解除	継続 変更 解除	継続 変更 解除	継続 変更 解除	継続 変更 解除	継続 変更 解除	継続 変更 解除	継続 変更 解除
サイン		医師	○○	○○	○○								
		看護師	○○ ○○	○○ ○○	○○ ○○								

●入院時に、身体抑制が必要かどうかアセスメントを行い、適応の有無を判断します。適応と判断した場合は、各項目をチェックしていきます。
●抑制を行っている場合は、各勤務帯でチェックし、抑制の妥当性をアセスメントします。また、患者の状態が変化したら、そのつどアセスメントし、チェックしていきます。

※1日2回以上のチェックを要する場合は、1日1マスと限定せず使用する

> 1 せん妄アセスメントについて知識を整理しよう

アセスメント結果の"うまい"伝え方

　皆さんは、患者について医師に報告するとき、どのように報告していますか？　報告時に「だから何？」と言われたり、「経過観察で」と言われた経験はありませんか？

　重要な情報だと考えて医師に伝えたにもかかわらず取り合ってもらえないと、次に同じような状況に陥ったとき、報告するべきか悩み、対応が遅れてしまうかもしれません。

　物事をうまく伝えるのは、簡単なことではありません。観察したことを詳しく説明したいところですが、聴く側からすると、長くなればなるほど情報量が多くなり、理解しづらくなるものです。要点を簡潔に伝えられれば、相手も理解しやすくなると思います。

　要点をつかんだ報告の方法として、ISBARC（アイエスバーシー）があります。

「ISBARCでの報告」とは？

理解しやすい報告には「型」がある

　ISBARCは、事実を的確・迅速に伝えることに特化した報告の方法です。以下に示す6つの要素を意識して、この順番に述べていくように心がければ、相手に伝わりやすい内容となるように構成されています。

- **Identify**：報告者と患者の同定
- **Situation**：患者の状態・主訴（発生している問題や状態を伝える）
- **Background**：臨床経過（情報や事態の背景を伝える）
- **Assessment**：現状の判断（考えたことや臨床判断を伝える）
- **Recommendation**：具体的な要請内容（必要だと考えたことを伝える）
- **Confirm**：指示受け内容の口頭確認

伝えるべき「背景」は限られている

　報告がわかりづらくなる要因の1つに「Background（情報や事態の背景）」を詳細に述べすぎていることが挙げられます。

　「背景」は、1から10まですべて伝えなくて

ここで差がつく！エキスパートのコツ

- 「背景は、関連する事柄に絞って伝える」といっても、どこまで伝えるべきか、判断に迷うときもありますね。

- 年齢、性別、疾患名、術後かどうかは伝えましょう。「80歳男性。胆石で、昨日、胆嚢摘出術を施行した方です」などのように報告できれば、背景として十分な情報が伝わります。

もよいことがほとんどです。関連する事柄に絞って伝えるようにしてみましょう。

"うまい報告"は、どうすればできるの？

表1に、同じ状況の報告例を2つ、示します。見比べてみて、どうでしょうか？

左側の報告に比べ、右側の報告は、患者名もはっきりし、より簡潔だと思いませんか？

簡潔に伝えられるようになるには訓練が必要です。繰り返し経験を積んでいくことが大切です。リーダーへの報告時や、スタッフ同士の情報交換時などに、意識的に繰り返すことが効果的です。

（飯野好之）

表1　医師への報告「よい例」「悪い例」

 わかりにくい報告例

○○先生、4番ベッドの、今日、カテーテル検査を行った方ですが、戻ってきてから数時間は普通で、夕食は全部召し上がりました。嚥下機能は落ちていないようですが、言葉が出にくそうに話しています。
もともと精神疾患もあり、向精神薬を内服していたのですが、夕食後はその薬以外は内服しました。検査前日くらいから、隣の患者の顔を撫でてみたり、大きな声で笑いだしたりするような行動も認めていました。
また、さっきから家に帰ると言いだして、ベッドから降りようとしていて、スタッフが説明して少し理解を示すのですが、同じことの繰り返しです。カテーテル抜去部の圧蹄がずれて出血しています。どうしたらよいですか？

よくするコツ
- 所属（病棟名、自分の名前、患者の名前）は忘れずに伝えましょう。
- 「A：現状の判断」が伝えられていません。看護師は、患者の行動に変化があり、不穏状態であるとアセスメントしたから、医師に報告しようと思ったはずです。そのアセスメント結果を伝えればよいのです。患者の行動を逐一報告する必要はありません。
- 「R：具体的な要請内容」も伝えられていません。看護師は、患者が不穏状態にあること、カテーテル抜去部から出血があることに気づいています。"どうしたらいいですか？"ではなく"診察に来てください"と伝えましょう。

 わかりやすい報告例

○○先生、××病棟の看護師Eです。
本日カテーテル検査をされたFさんのせん妄症状について報告です。
1時間ほど前から興奮状態が続いており、安静が保てずカテーテル抜去部に出血を認めています。
既往に精神疾患があり服薬治療中ですが、検査後は向精神薬のみ内服しておらず、昨日より行動に変化があったとの記録もあります。
過活動型せん妄を起こしていると考えられます。
疼痛が誘因とも考えられるので、まず痛みを和らげる処置をお願いできませんか？

I	報告者・患者名の同定
S	患者の状態・主訴
B	臨床経過
A	現状の判断
R	具体的な要請内容
C	（指示があれば）指示内容を口頭確認

もっと知りたい Q&A

「いま診てほしい！」と伝えても、医師が来てくれないとき、どうする？

「興奮を助長している」と考えられる要因を、一時的に調整します。その際には、危険行動がさらに悪化するリスクを常に念頭におく必要があります。

「患者が、せん妄を起こして大暴れしている。ドクターコールしたのに医師は来てくれない」

そんなときは、まず、促進因子 ➡P.29 の調整を図りましょう。**身体抑制**が興奮を助長している場合は一時的に外して様子をみる、**尿道カテーテル**が気になっている場合は一時的に抜去する、などが有効な場合もあります。

しかし、**興奮**がとても強い場合、身体抑制を外すと、かえって危険な状況に陥ることがあります。筆者は「40歳代の男性が術後せん妄となり、駆けつけたときには点滴台を持ち上げ、窓に投げつけようとしていた」ケースを経験したことがあります。これは、抑制が興奮を助長していると考えられたため、一時的に抑制を外し、少しだけ目を離した隙に生じました。

最も大切なのは、興奮が非常に強くなる前、すなわち「何かおかしいな」と感じた段階で、すぐに対応しておくことです。

また、「医師に状況がきちんと伝わる」ように、ISBARCなどを使用したり、アセスメントツールを使って客観的評価を伝えたりするなどの工夫も必要です。

（藤野智子）

「ソワソワしている」は、せん妄を疑うサインととらえましょう！

観察結果に基づく意見を伝えても、医師の認識が低いときは、どうする？

スクリーニングツールを用いて客観的に伝えることから始めましょう。多職種での学習会も有効です。

医師であってもせん妄の認識が不足しており、せん妄の診断や管理を行うのに必要な基本的な知識に乏しい人が少なくないことが明らかになっています。そのような現状で、どうしたら、医師にせん妄治療のアプローチができるでしょうか？

1つは、医師の認識を高めるように教育プログラムを組むこと、研修医のときから対応を知ってもらうことが大切だと思います。また**多職種合同**でせん妄対策の**プロジェクト**を立ち上げている施設もあります。医師も巻き込んだプロジェクトとして、合同学習会の開催などは教育的効果も高いと考えられます。

私たち看護師ができることは、以下の2点だと思います。
①せん妄に対する知識を看護師が十分に身につけておくこと
②せん妄に対する感度を高めてケアにあたること

カンファレンスでせん妄に対する意見を出し、スクリーニングツールを用いて医師にも伝えることで、早期対応につながるのではないでしょうか。

（飯野好之）

Column　ドクターコールのコツとワザ

- 最近「SBAR（ISBARC）で報告してみたけれど、順番がバラバラになって混乱してしまったり、アセスメント結果をうまく伝えられなくなってしまったりする」との声を聞きます。実際、どのような工夫をすれば、うまく使いこなせるでしょうか？

コツ①「今、起こっていること／一番伝えたいこと」を最初に言う！

- せん妄を疑った場合は「せん妄の症状があります」、敗血症が疑われる場合は「敗血症を疑う症状があります」と、はじめに言ってしまいましょう。

- 日本語は、**大事なことは後に述べる**（例：私は／ケーキを／食べたい）ものです。しかし、英語では、大事なことは先に述べる（例：I want to eat cake＝私は／食べたい／ケーキを）のです。SBAR（ISBARC）は、英語圏で生まれたツールですから、日本語を使う私たちが使用する際には、意識的なトレーニングが必要かもしれません。

コツ②アセスメントで「必ず診断名を言う」必要はない！

- 「自分のアセスメントに自信がなく、診断までたどりつけないから、アセスメントを伝えられない」という声も聞きます。でも、SBAR（ISBARC）のアセスメントで、必ずしも診断名を言う必要はありません。

- 「これまでに経験したことのない痛みだと患者さんが言っています」「以前に腸炎を経験したときに似たような痛みだと患者さんが言っています」と伝えればかまいません。

コツ③うまく伝わったか不安なら「もう一度、言ってみる」

- 医師に一度は報告したものの、はかばかしい反応が得られない場合、皆さんはどうしていますか？「そのまま放置していては、患者さんにとっての無害を保証できない。でも、医師が動いてくれない…」というジレンマを感じて、困ってしまうかもしれません。

- SBARの大元であるTeamSTEPPS[1]では、**2チャレンジルール**（1度伝えてダメだったら、最低もう1回はチャレンジしなさい）を推奨しています。本当にうまく伝わっていないなのか、相手が「話を聞ける状況ではなかった」のか、1回だけではわからないためです。勇気がいるかもしれませんが、あきらめず、ぜひ、もう1回チャレンジしましょう。

- ちなみに、TeamSTEPPS[1]では「2回言っても反応が思わしくない場合は、さらに上級者へ事情を報告しなさい」ともいわれています。報告する人を変えてみるという手もあるでしょう。　　　　（藤野智子）

●文献

1. 東京慈恵会医科大学付属病院看護部・医療安全管理部：ヒューマンエラー防止のためのSBAR/TeamSTEPPS．日本看護協会出版会，東京，2014．

2 「見逃しがち」なせん妄を見抜くコツ

「低活動型せん妄」を見抜く

　せん妄と聞くと、混乱が強く、点滴を引き抜いたり、徘徊したり、といった対応に苦慮することが多い過活動型せん妄をイメージしがちです。しかし、静かに過ごしているようにみえる低活動型せん妄や、過活動型と低活動型が混在する混合型せん妄も少なくありません。

　特に、おとなしい印象が特徴的な低活動型せん妄は見逃されやすいものです。物事に興味を示さない、活気がないなどの症状を呈すため、うつ病と間違われやすい状態ともいえます。
　ここでは、低活動型せん妄を見抜くコツを紹介します。

▶ 低活動型を見抜くのは、コツをつかめば意外と簡単？

うつ病との見きわめは「発症様式と認知機能障害」に注目

　一見しただけで、低活動型せん妄とうつ病を鑑別するのは難しいです。しかし、**認知機能障害**と**発症様式**などを評価することで、見分けることができます（表1）。
　活動量の低下、認知機能障害、昼夜逆転などの睡眠障害が1～2日ほどの短期間で急激に生じた場合は低活動型せん妄を疑います。
　うつ病の場合、思考がゆっくりとなり、反応が鈍くなることがありますが、認知機能は保たれているので、日付や場所などが大きくずれることは少ないです。
　しかし、低活動型せん妄の場合、うつ病と同じような活動量や意欲の低下などに加えて、日付や時間を誤って認識していたり、幻覚や現実とは異なるつじつまの合わない会話などを認めます。

原疾患や処方薬の情報も、忘れずに確認

　せん妄を誘発しやすい身体疾患や薬物の使用がないかをアセスメントすることも、低活動型せん妄を見抜くコツの1つです。　（山下将志）

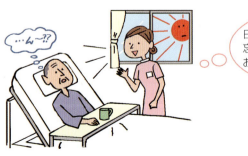

日中傾眠が出現している。忘れずに夜勤に引き継いでおこう

表1 低活動型せん妄とうつ病の鑑別ポイント

項目	低活動型せん妄	うつ病
覚醒の乱れ	●低覚醒、注意力低下、傾眠	●覚醒や意識正常
認知の変化	●短期記憶障害、不眠、注意障害、集中力低下、見当識障害、失認、失語	●集中力の主観的障害、軽度の認知障害、認知の遅さ
発症	●急に発症	●ゆっくり発症
知覚障害	●幻視が多い ●誤解や錯覚	●基本的に出ない ●幻聴がみられることがある（精神病性うつ病のみ）
思考の乱れ	●まとまらない思考（あいまいで体系化されない）	●罪悪感、無価値感、絶望 ●妄想はまれ（精神病性うつ病では、時に経験される）
気分症状	●過敏・悲観、落ち込み ●しばしば不安定 ●抑制欠如による希死念慮	●頻回に、悲しさや抑うつを、言葉で表現する ●絶望や無価値感による希死念慮
精神運動活動	●低活動、静か、内気	●低活動、静か、内気、時に興奮や過活動

もっと知りたい Q&A

 認知機能障害や幻覚の有無、さりげなく確認できる方法ってある？

 ケア実施時の観察が重要です。
ふだんの会話や行動から、見抜くことができます。

　認知機能障害や幻覚などの程度を把握するためには、問診や詳細な質問などが必要となります。しかし、認知機能障害や幻覚を見抜く機会は、多くの場合、看護援助やコミュニケーションのなかにあります。つまり、会話や行動などから違和感を感じとることが重要となるのです。

　例えば、前日のできごとや、数分前に説明した内容に関する会話で、患者が事実とかけ離れた内容を話す場合や、そのできごとや話題を記憶していない場合には、認知機能障害を疑います。また、「そこに娘がいる」「虫がいる」など、他の人や物を間違えて認識している場合や、誰もいないのに誰かと会話しているような場合には、幻覚を疑います。時には、「自分に危害が加えられるかもしれない」という恐怖から、興奮するような反応を起こすこともあります。

　これらの場面に遭遇した際は、決して頭から否定してはいけません。患者本人が「実際に感じていることなのだ」ととらえ、受容的な態度で安心できるように接することが大切です。

（山下将志）

文献

1. 茂呂悦子編著：せん妄であわてない．医学書院，東京，2011：30-33.
2. 和田健：せん妄の臨床．新興医学出版社，東京，2012：79-96.
3. 加藤雅志：低活動型せん妄．臨床精神医学 2013；42(3)：337-341.

2 「見逃しがち」なせん妄を見抜くコツ

処方薬剤から、せん妄を見抜く

なぜ、薬剤の再評価が重要なの？

　せん妄が起こる原因（図1）として、非常に多くのことが挙げられます[1]。これらの多くの因子のなかで、薬剤は**変更可能**な因子として位置づけられます。

　せん妄の原因となりうる薬剤（表1）[2,3]を変更または中止することによって、せん妄が起こるリスクを減らせるかもしれません。そのため、せん妄が疑われる場合には、薬剤を再評価することも大切です。　　　（志村美咲、前田幹広）

ここで差がつく！エキスパートのコツ

- 薬剤の再評価は、薬剤師の協力を得るとスムーズに進めやすいです。精神科やせん妄ケアチームがない病院の場合は、なおさらです。

- 医師の理解を得るためには、多職種の専門的な見地が重要となります。

図1　ICUせん妄のリスク因子

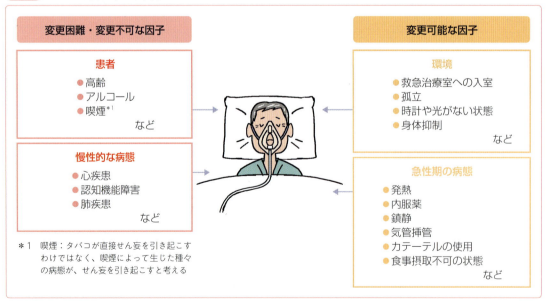

*1　喫煙：タバコが直接せん妄を引き起こすわけではなく、喫煙によって生じた種々の病態が、せん妄を引き起こすと考える

Van Rompaey B, Elseviers MM, Schuurmans MJ. Risk factors for delirium in intensive care patients : a prospective cohort study. *Crit Care* 2009 ; 13(3) : R77.

表1 せん妄の原因となりうる薬剤（例）

薬効分類		主な一般名（商品名）
抗コリン薬	抗ヒスタミン薬	● ヒドロキシジン（アタラックス®P） ● クロルフェニラミン（ポララミン®、ネオマレルミン®）
	頻尿・過活動膀胱治療薬	● ソリフェナシン（ベシケア®）
ベンゾジアゼピン系薬		● ミダゾラム（ドルミカム®）、ジアゼパム（セルシン®） ● ブロチゾラム（レンドルミン®） ● アルプラゾラム（コンスタン®、ソラナックス®）
H_2受容体拮抗薬		● ファモチジン（ガスター®） ● ラニチジン（ザンタック®）
オピオイド		● モルヒネ（MSツワイスロン®、オプソ®、アンペック®など）
三環系抗うつ薬		● クロミプラミン（アナフラニール®） ● アミトリプチリン（トリプタノール®）

もっと知りたい Q&A

薬剤別の「せん妄発症率」って、わかるんですか？

残念ながら、わかりません。
薬剤も、あくまで「せん妄のリスク因子」の1つでしかありません。

「どの薬剤が、よりせん妄の発症率が高いか」というデータはありません。
　せん妄は、複数の因子が関連し合って生じるものです。本項で示した薬剤も、せん妄のリスクとなりうる要因の1つでしかないのです。

（志村美咲）

文献

1. Van Rompaey B, Elseviers MM, Schuurmans MJ. Risk factors for delirium in intensive care patients：a prospective cohort study. *Crit Care* 2009；13(3)：R77.
2. By the American Geriatrics Society 2015 Beers Criteria Update Expert Panel. American Geriatrics Society 2015 Updated Beers Criteria for Potentially Inappropriate Medication Use in Older Adults. *J Am Geriatr Soc* 2015；63(11)：2227-2246.
3. Rudolph JL, Salow MJ, Angelini MC, et al. The anticholinergic risk scale and anticholinergic adverse effects in older persons. *Arch Intern Med* 2008；168(5)：508-513.

2 「見逃しがち」なせん妄を見抜くコツ

「他の疾患による似た症状」との見きわめ

　せん妄は、注意障害、意識障害、認知障害が時間経過とともに変動する状態[1]です。

　しかし、意識や認知に似たような影響を与える疾患は、せん妄以外にもあります。せん妄になると、入院期間が長びいたり、死亡率が上昇したりする可能性があるため、せん妄を早期に見抜き、適切に介入する必要があります。

　ここでは、鑑別の難しい他の疾患から出現する症状とせん妄を比較し、その違いから、せん妄を見抜くコツを探っていきましょう。

「類似した症状が出る疾患」には、どのようなものがある？

　せん妄と間違われやすい病態を表1にまとめます。すぐに思いつくのは、**認知症**、**うつ病**、**睡眠障害**といったところでしょうか。これらの3つについては、他項でも解説されていましたね → P.22。

　しかし、これらの他にも、せん妄に似た症状を示す病態は、いくつかあります。特に注意が必要なのは、**肝性脳症**と**脳血管障害**です。

肝性脳症

　肝機能障害が進行して肝不全に陥ると、アンモニアなどの神経毒性物質を肝臓で解毒できなくなります。神経毒性物質が脳内に入り、精神神経症状を引き起こした状態が、肝性脳症です[2]。

● **羽ばたき振戦とアンモニア臭は、肝性脳症特有の症状**

　肝性脳症の昏睡度分類があり、昏睡度が進行すると、異常行動や失見当識、せん妄状態、興奮などが出現し、傾眠から昏睡に至ります[2]。

　せん妄との違いは、肝機能低下、高アンモニア血症、脳波異常、臨床症状では**アンモニア臭**、**羽ばたき振戦**などの出現があります（図1）。

　精神症状が出現してせん妄を疑ったら、まずは肝疾患歴や肝機能検査、アンモニア値を確認し、肝性脳症に陥っていないかチェックしましょう。

脳血管障害

　脳血管障害では、脳血管の器質的な狭窄や閉塞によって、その領域の脳機能が障害され、中枢神経をはじめ、意識に影響が出ます。その急性期症状として現れる**注意障害**が、せん妄の症状と類似しているのです[3]。したがって、脳血管障害による症状なのか、せん妄による症状なのか、見抜くのは大変難しいです。

　脳血管障害はせん妄の直接因子です[4]。そのため、脳血管障害の既往のある患者には、せん妄になる可能性が高いことをふまえた予防対策が必須です。

　注意障害や認知機能の低下が認められ、脳血管障害かせん妄か判別が困難な場合は、まずは**神経所見**を確認し、医師に相談して**CT検査**や

表1 せん妄と間違われやすい基礎疾患による症状

疾患	起こりうる症状	せん妄との鑑別方法
肝性脳症	●肝機能低下　●脳波異常 ●高アンモニア血症　●アンモニア臭 ●羽ばたき振戦	●肝疾患歴、肝機能検査、アンモニア値を確認する
脳血管障害	●注意障害 ●認知機能の低下	●神経所見を確認し、CT検査などを実施する
認知症	●認知機能は低下しても注意力は維持 ●緩徐に発症・進行し、不可逆的	●せん妄との違いを観察する（認知機能、日内変動の有無、発症・進行の経過など）
うつ病	●見当識と記憶の保持 ●長期の気分の落ち込み	●低活動型せん妄との違いを観察する（発症、持続時間、日内変動の有無、注意障害、見当識と記憶の保持、長期の気分の落ち込みなど）
レム睡眠行動障害(RBD)	●幻覚や激しい行動、興奮を伴う異常行動	●覚醒させたときの反応を観察する（異常行動、見当識など）

図1 肝性脳症特有の臨床症状

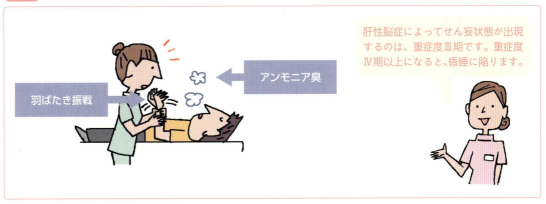

肝性脳症によってせん妄状態が出現するのは、重症度Ⅲ期です。重症度Ⅳ期以上になると、昏睡に陥ります。

MRI検査などで脳血管障害の有無を診断してもらったほうがよいでしょう。治療法が異なるため、早期治療と回復のためにも、"おかしい"と思ったら即行動します。

その他、注意が必要な病態

せん妄と似た意識の変容や意識障害を発症するその他の病態として、幻覚や妄想を伴う統合失調症や双極性障害、物質中毒または物質離脱[5]、昏睡に至る低血糖や高血糖、てんかん、低酸素脳症、尿毒症、ショックなどがあります。

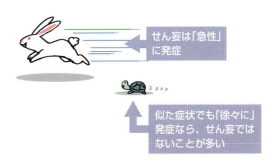

いずれにしても、せん妄の特徴をよく理解してせん妄を見抜き、早期に対応することが大切です。

（中谷美紀子）

もっと知りたい Q&A

ショックに陥っても、意識消失が起こらないことってあるの？

ショックによる意識障害は、不穏や興奮などさまざまです。
見きわめのポイントは、バイタルサイン（特に血圧）です。

　ショックは、何らかの原因によって生じる重要臓器や細胞への循環不全です。重要な臓器の1つである脳の循環が障害されれば、意識消失だけでなく、不穏状態や興奮など、せん妄に似たさまざまな意識障害が認められます。しかし、ショックによる意識障害のメカニズムは、せん妄とは異なります。

　一般的に、ショックの診断基準は「収縮期血圧90mmHg以下、あるいは通常の収縮期血圧より30mmHg以上低下」とされています。したがって、不穏や興奮のようなせん妄症状が出た際、ショックによるものかどうかを判断するには、「収縮期血圧低下の有無」や「血圧回復時に意識障害が改善したか」をチェックします。

　その他、前述の精神疾患では、数時間単位の認知機能の変動は通常認められません。また、物質中毒や離脱症状は物質の血中濃度、血糖値の著しい異常による昏睡は血糖値、低酸素脳症では低酸素に至るエピソードや脳波などの生理学的検査や画像検査、尿毒症であれば腎機能などの生化学検査や水分出納など、それぞれの病態により見きわめポイントがあります。

　せん妄と決めつけず、陰に潜む基礎疾患も一緒に探すことが重要です。

（中谷美紀子）

文献

1. Black DW, Andreasen NC原著, 阿部浩史訳：DSM-5を使いこなすための臨床精神医学テキスト. 医学書院, 東京, 2015：273.
2. 中西裕之：肝性脳症の診断はどのようにすればよいですか？. 泉並木, 黒崎雅之編, 肝疾患なるほどQ&A, 羊土社, 東京, 2011：142-147.
3. 橋本衛：注意障害. 老年精神医学雑誌 2016；27(Suppl 1)：37-44.
4. 長谷川典子, 池田学：血管障害とせん妄. 老年精神医学雑誌 2015；26(1)：26-31.
5. First MB原著, 高橋三郎監訳：DSM-5鑑別ハンドブック. 医学書院, 東京, 2015.

Step2
せん妄を「ケアする」

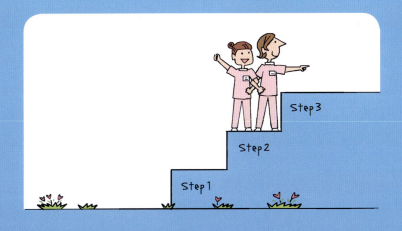

> **1 迷わず正しく薬を使おう**

指示薬は、きちんと使う！

皆さんの施設の包括指示には、せん妄時指示がありますか？　それとも、**不眠時・不穏時指示**となっているでしょうか？

包括指示の場合、「どのような状態・場面で薬剤などを使用するか」の判断が、看護師に委ねられることが多く、悩む場面が多いと思います。

ここでは、包括指示としての「不眠時・不穏時指示」について述べます。

「不眠時指示」と「不穏時指示」は別物

一般的に、眠れないときに使うのが「不眠時指示」です。ベンゾジアゼピン系以外の睡眠薬（ゾルピデム〈マイスリー®〉、ゾピクロン〈アモバン®〉など）を使うことが多いです。

一方「不穏時指示」は、患者が興奮しており、危険行動に移行する可能性があるときや、すでに行動抑制できない場合に使います。リスペリドン（リスパダール®）などが使われます。

昼夜逆転の恐れがあるときも、薬剤を使ってよいの？

深夜に「いま、指示薬を使用したら、また昼夜逆転になるのでは…」と指示薬使用をためらうことはありませんか？

この場合、指示されている薬剤のもつ「**抗不安作用**」「**鎮静・催眠作用**」の程度（強さ）と、作用時間の長さを知ることが大切です（図1）。

作用時間が長い薬剤は要注意

鎮静・催眠作用が強く、かつ、作用時間の長い薬（**ジアゼパム**〈セルシン®〉、**フルジアゼパム**〈エリスパン®〉など）を夜間に使うと、翌日まで効果が続いてしまいます。そのため、日中も寝てしまい、昼夜逆転となることもあります。

一方、抗不安作用や鎮静・催眠作用は強くても、作用時間が短い薬（エチゾラム〈デパス®〉、フルタゾラム〈コレミナール®〉）などであれば、翌日はすっきり朝を迎えることができます。

「効き方の違い」にも要注意

ただし、薬剤の代謝・排泄時間は、使用する**時間**や、患者の**年齢**、**腎・肝機能**によって異なるので、注意が必要です（図2）。

どのタイミングで指示薬を使えばよいの？

「まだ大丈夫」＝「このあと危険！」

患者の状態（興奮している、騒いでいるなど）だけに着目し、「自己抜管の危険は今のところなさそうだし、まだ大丈夫」と包括指示の実施を後回しにした結果、深夜に患者が大暴れして

せん妄を「ケアする」

図1 作用時間と生活リズム

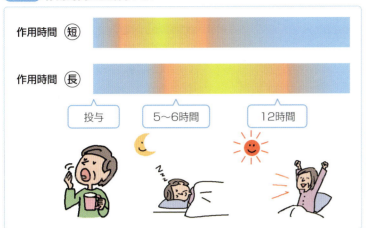

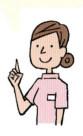

薬剤の効き方には、個人差があります。エチゾラム（デパス®）のように作用時間が短い薬でも、年齢にかかわらず翌日まで効果を持ち越す患者もいます。また、投与経路（内服か注射か）によっても、薬剤の効き方は異なります。

図2 薬剤の作用と患者の変化

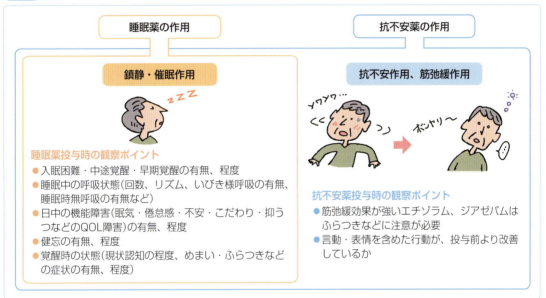

しまうことがあります。

「今は大丈夫」と思っていても、夜間に状態が急変することもあるのです。

深夜、興奮状態の患者を前に指示薬を使うべきか悩む状況を回避するためにも、患者の状態を注意深く観察し、変化を見逃さないようにしましょう。「あれっ？　何かおかしい」と感じたときが、指示薬を使うタイミングです。もちろん、その前に、せん妄スクリーニングツールによる評価を行うことは必須です。

表1 代表的な睡眠薬の作用時間のめやす（色字は非ベンゾジアゼピン系）

タイプ	薬剤名（主な商品名）		最高濃度到達時間	半減期
超短時間型	トリアゾラム	ハルシオン®	約1.2時間	2〜4時間
	ゾルピデム	マイスリー®	0.7〜0.9時間	
	ゾピクロン	アモバン®	0.75〜1.17時間	
	エスゾピクロン	ルネスタ®	0.8〜1.5時間	
短時間型	ブロチゾラム	レンドルミン®	約1.5時間	6〜10時間
	リルマザホン	リスミー®	約3時間	
	エチゾラム	デパス®	約3時間	
	ロルメタゼパム	ロラメット®、エバミール®	1〜2時間	
中時間型	エスタゾラム	ユーロジン®	約5時間	12〜24時間
	スボレキサント	ベルソムラ®	約1.5時間	
	ニトラゼパム	ネルボン®、ベンザリン®	1.6±1.2時間	
長時間型	クアゼパム	ドラール®	3.42±1.63時間	24時間〜
	フルラゼパム	ダルメート®	1〜8時間	

表2 代表的な抗不安薬の作用強度と作用時間のめやす

作用時間	薬剤名（主な商品名）		半減期	副作用の頻度
短い	トフィソパム	グランダキシン	1時間未満	軽度
	クロチアゼパム	リーゼ®	約6時間	軽度
	エチゾラム	デパス®	約6時間	頻繁
普通	アルプラゾラム	ソラナックス®、コンスタン®	約14時間	ときどき
	ロラゼパム	ワイパックス®	約12時間	頻繁
	ブロマゼパム	レキソタン®、セニラン®	約20時間	頻繁
長い	オキサゾラム	セレナール®	約56時間	軽度
	ジアゼパム	セルシン®、ホリゾン®	約50時間	ときどき
	クロナゼパム	リボトリール®、ランドセン®	約27時間	頻繁
非常に長い	ロフラゼプ	メイラックス®	60〜200時間	ときどき
	フルトプラゼパム	レスタス®	約190時間	頻繁

どのタイミングで段階アップの判断をするの？

Step 2

包括指示がNo.3まであると、「本当にNo.3まで使って大丈夫？」と、不安になりませんか？

原則として、投与した薬剤の**作用発現時間**を過ぎても患者の状態に変化がなければ、次の指示薬を使用してかまいません。

しかし、次の指示薬を使うまでに、どのくらい時間を空ければいいか、不安になりますよね。そんなときは、**薬剤の種類**に着目します。

睡眠薬は「タイプ（作用型）」に注目

睡眠薬であれば、睡眠薬のタイプを知ることが大切です（表1）。

超短時間作用型・短時間作用型の多くは、作用が強く現れるまでに30分～2時間かかります。そのため、作用発現時間がくる前に、次の指示薬を使用するのは危険です。

抗不安薬は「作用の強さ」「副作用の程度」にも注目

抗不安薬であれば、作用（**抗不安作用、鎮静・催眠作用、筋弛緩作用**）の強さや、頻度の高い副作用（**眠気、めまい・ふらつき**）の程度を知ることが大切です（表2）。

抗不安薬の効果は「患者の入眠」だけではありません。ソワソワが落ち着いた、ウトウトしだした、ボーッとしだしたなどの患者の変化を観察しましょう。

もちろん、使用薬剤の薬効に合わせ、次の指示薬の使用時間を見定めることは必要です。

（渡邊真貴）

ここで差がつく！エキスパートのコツ

- 指示に具体性があると、安心して使用できます。
- 医師に包括指示をもらうときには「No.1使用後、どのくらいの時間を空けてNo.2を使うのか」など、あらかじめ注釈として記載しておいてもらうとよいでしょう。

もっと知りたい Q&A

 指示薬を使ったら、よけいに症状が悪化したのですが…。

 「抗コリン薬」「向精神薬」には、せん妄の原因となる薬剤も多いです。疑問に思ったら、医師や薬剤師とともに、調整可能か検討してみましょう。

——夜間「眠れない」と訴える患者に、不眠時の指示薬（ヒドロキシジン〈アタラックス®-P〉25mg1Aと生理食塩液50mL）を静脈注射。患者はウトウトと眠った様子だったが、途中でトイレに覚醒した際に、言動がおかしく、幻覚が出現し、ひどいせん妄症状となっていた——　このようなケースを、経験したことはありませんか？

アタラックス®-Pは、抗アレルギー性緩和精神安定薬で、主に、麻酔前投薬、術前・術後の悪心・嘔吐予防などに使用します。催眠作用ももつため「不眠時」に使用しますが、**抗コリン作用**があり、せん妄を引き起こしかねません。

せん妄を引き起こす可能性のある薬剤を使用しないことが大原則ですが、もし、使用してしまった場合は、ふだん以上に転倒・転落や事故（自己）抜去などが生じないよう、警戒が必要です。

（渡邊真貴）

1 迷わず正しく薬を使おう

せん妄の治療薬を理解する

「せん妄治療＝眠らせる」ではないの？

せん妄に対して、薬剤は、どんな効果を発揮するのでしょうか？

病棟薬剤師である筆者が、よく看護師から相談を受けるのは「いま処方されている薬剤では効かない。せん妄のとき、薬剤を投与したけれど、全然寝てくれなかった。もっと効く薬剤はないの？」という内容です。

看護師は、せん妄で患者が暴れると大変なので、薬剤に眠らせる効果を期待しているようです。しかし、現時点で、せん妄治療に用いる薬剤は、**抗精神病薬**が中心ですから、薬剤が、その期待に応えるのは難しいかもしれません。

ここでは、せん妄治療の第1選択薬である抗精神病薬の特徴を知り、アセスメント・ケアに必要な知識を整理していきましょう。

抗精神病薬は、せん妄に対してどのように使う？

分類・作用

抗精神病薬は、主に統合失調症の治療薬として用いられる薬剤です。抗精神病薬は、以下の2種類に、大きく分類されます（図1）。

①**定型抗精神病薬**：ドパミンD_2受容体遮断作用が中心のもの
　例：ハロペリドール（セレネース®）など

②**非定型抗精神病薬**：ドパミンD_2受容体遮断作用に加えて、セロトニン5-HT_2受容体遮断作用も併せもつもの
　例：リスペリドン（リスパダール®）、オランザピン（ジプレキサ®）、クエチアピン（セロクエル®）など

せん妄に対する効果：そのエビデンス

せん妄に対する抗精神病薬の位置づけは、急性期と緩和領域で異なります。

緩和医療におけるガイドライン（がん疼痛の薬物療法に関するガイドライン[*1]）では、エビデンスレベルは低いものの、「オピオイドを用いている患者にせん妄が発症した場合、抗精神病薬はせん妄を改善する」と記載されており、急性期よりも積極的な抗精神病薬投与が推奨されています。

一方、**急性期**のせん妄治療において、抗精神病薬は積極的に推奨されてはいません。現時点では、せん妄に保険適応がある抗精神病薬はないのが実情です。

ここでは、**急性期**のせん妄に対する抗精神病薬の使用方法について説明します。

●非定型抗精神病薬

J-PAD（ジェイパッド）（日本版・集中治療室における成人

図1　抗精神病薬の分類

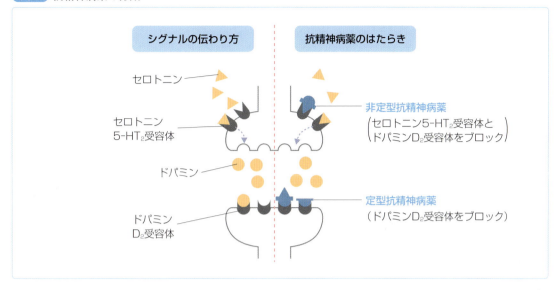

重症患者に対する痛み・不穏・せん妄管理のための臨床ガイドライン ➡P.17)*² には「クエチアピンは、最初のせん妄の消失までの時間、せん妄持続時間、不穏の時間が有意にプラセボより短かったが、統計学的検出力は明らかに不十分で、明確な結論を導くには至っていない¹」と書かれています。

また、PAD（成人重症患者に対する鎮痛・鎮静薬の使用に関する臨床ガイドライン）*³ には「非定型抗精神病薬（リスペリドン、オランザピン、クエチアピンなど）は、せん妄の期間を短縮するかもしれない²,³」と書かれています。

● **定型抗精神病薬**

J-PADには、定型抗精神病薬に関する記載はありません。また、PAD⁴には「ハロペリドールがせん妄の期間を短縮する根拠はない」と書かれています。

ちなみに、日本には、脳梗塞後遺症に伴う攻撃的行為・精神興奮・徘徊・せん妄の改善に適応があるチアプリド（グラマリール®）という薬剤があります（米国にはない薬剤です）。

チアプリドのせん妄に対する効果は、小規模な試験での報告⁵しかないため、今後の研究が期待されています。

投与経路

抗精神病薬の多くは経口薬で、急性期に使用できる注射剤はハロペリドールしかありません。そのため、内服できない患者には、ハロペリドール注射剤が選択肢となります。

しかし、内服可能な患者なら内服薬が勧められます。内服薬は選択肢が多く、侵襲性も低いためです。

---

*1　がん疼痛の薬物療法に関するガイドライン：日本緩和医療学会から2014年版が公開されている
*2　J-PAD（Japanese PAD）：日本版・集中治療室における成人重症患者に対する痛み・不穏・せん妄管理のための臨床ガイドライン。日本集中治療医学会から2014年に公開されている
*3　PAD（linical practice guidelines for the management of pain, agitation, and delirium in adult patients in the intensive care unit）：成人重症患者に対する鎮痛・鎮静薬の使用に関する臨床ガイドライン。米国集中治療医学会から2013年改訂版が公開されている

表1 統合失調症の急性期興奮に対する抗精神病薬の剤形と投与量

薬剤名 (主な商品名)	剤形	投与経路	初期用量	1日最大用量
ハロペリドール (セレネース®)	注射剤 錠	筋注、静注 経口	2〜5mg	30mg
リスペリドン (リスパダール®)	錠 口腔内崩壊錠 内用液	経口	1〜2mg	4mg
クエチアピン (セロクエル®)	錠	経口	25mg	不明
オランザピン (ジプレキサ®)	錠 ザイディス錠	経口	5〜10mg	20mg
アリピプラゾール (エビリファイ®)	錠 口腔内崩壊錠	経口	10〜15mg	30mg

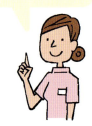

せん妄治療の場合、表1 に示した投与量より、低用量で用いるのが一般的です。

Stroup S, Marder S. Phamacotherapy for schizophrenia : Acute and maintenance phase treatment. In : Up To Date, Stein, MB(Ed),Up To Date, *Waltham MA*, 2014.

投与方法

● 投与量

投与量に、明確な規定はありません。一般的に、統合失調症の治療に対する用量(表1)よりも低用量で用いられます[2]。

● 投与間隔

投与間隔に関しても、明確な規定はありません。そのため、統合失調症急性期の興奮に対して使用する場合の「30分〜2時間おきに効果をみながら投与」[6]をベースに考えていきます。

ハロペリドールやリスペリドンは、最高血中濃度到達時間が比較的短いため、2時間より前に追加投与してもよいかもしれません。しかし、その際は、過鎮静や呼吸抑制などに十分注意が必要です。

一方、アリピプラゾールは、最高血中濃度到達時間が3〜5時間と長めです。そのため、効果発現も遅い可能性があることから、投与間隔は少し長めのほうがよいかもしれません。

なお、肝障害・腎障害のある患者や高齢者では、薬剤の代謝・排泄が低下することにより、蓄積のリスクがあることから、過鎮静や呼吸抑制に注意が必要です。

患者背景への配慮も必要です(表2)。

抗精神病薬で注意すべき副作用は？

抗精神病薬を使用するときは、副作用にも注意が必要です。抗精神病薬は、さまざまな受容体にはたらきます(図2)。

副作用の現れやすさは、抗精神病薬の種類(その薬剤が、どの受容体に作用するのか)によって、異なります[7]。そのため、せん妄患者に抗精神病薬を選択する際には、副作用の特徴から、個々に合った抗精神病薬が選択されます[8-12]。

ここでは、代表的な副作用症状について、説明します。

図2　抗精神病薬の作用する受容体と副作用

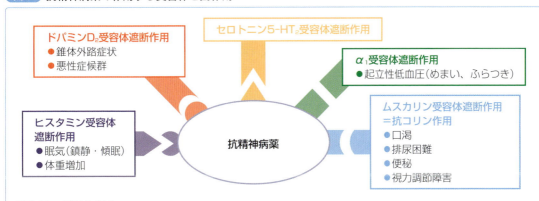

副作用の種類と頻度

薬剤名 （主な商品名）	ドパミンD₂受容体が関連		α₁受容体が関連	ヒスタミン受容体が関連	ムスカリン受容体が関連
	錐体外路症状	悪性症候群	起立性低血圧	鎮静作用	便秘
ハロペリドール （セレネース®）	頻繁	軽度	ときどき	軽度	軽度
リスペリドン （リスパダール®）	ときどき	たまに	ときどき	軽度	ときどき
クエチアピン （セロクエル®）	たまに	たまに	ときどき	ときどき	軽度
オランザピン （ジプレキサ®）	たまに	たまに	たまに	ときどき	ときどき
アリピプラゾール （エビリファイ®）	軽度	たまに	軽度	リスクなし	リスクなし

表2　薬剤選択に影響を与える患者背景

疾患名	考えられる影響とその対応
パーキンソン病	●症状を悪化させる可能性がある 　（抗精神病薬によるドパミンD₂受容体遮断作用のため） →錐体外路症状を起こしにくいクエチアピンが選択しやすい
糖尿病	●オランザピン、クエチアピンは添付文書上、禁忌 　（耐糖能異常、糖尿病性ケトアシドーシスなどの報告のため） →投与を避ける
腎機能障害	●腎排泄である抗精神病薬は、排泄が遅延することで過鎮静となるリスクがある 　（リスペリドン、チアプリド：腎70％） →腎機能に応じて減量する

図3 錐体外路症状

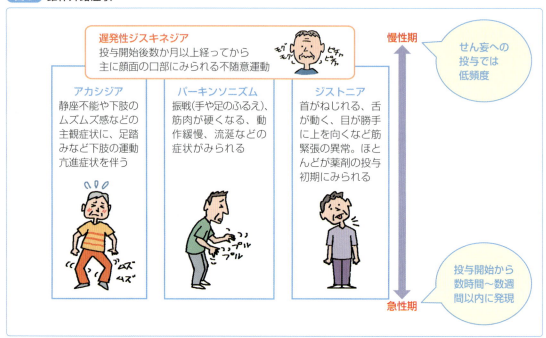

錐体外路症状

錐体外路症状は、抗精神病薬投与中に生じる**不随意運動**です。錐体外路症状は、抗精神病薬の代表的な副作用です。

一目でわかるほど強く症状が出ていれば医療者も気づきますが、それほど強く症状が出ていなければ、患者側からの訴えがないと気づけない可能性もあります。時には、精神症状の悪化ととらえられて、抗精神病薬を増量・追加されてしまう場合もあるため、注意が必要です。

錐体外路症状は、**アカシジア、パーキンソニズム、ジストニア、遅発性ジスキネジア**の4つに大きく分類されます（図3）。

アカシジア、パーキンソニズム、ジストニアは、投与初期（抗精神病薬投与の開始から数時間～数週間以内）から発現する副作用です。そのため、投与後は、注意して患者を観察しましょう。

アカシジア（静座不能症）

下肢の運動亢進症状（下肢の**ムズムズ感**や、じっとしていられない感覚など）を伴う副作用です。とにかく下肢がくすぐったいような感覚があり、じっと座ったり寝たりしていられない（**静座不能**）ため、夜中にゆっくり眠れずに歩き回ろうとする場合もあります。

患者にとって、かなり不快な症状で、イライラするなど、精神的にも不安定な状態をもたらす副作用です。

パーキンソニズム

パーキンソン病と似た症状です。

手足の**振戦**、筋肉が硬くなる**筋固縮**、動きがゆっくりとなる**動作緩慢**、**流涎**などが起こります。

ジストニア

ジストニアは、筋肉の緊張に異常が起こるために生じます。

首がねじれる、舌が勝手に動く、目が勝手に上を向く**眼球上転**などが起こります。

○遅発性ジスキネジア

抗精神病薬を長期に投与し続けることで起こりうる副作用です。口が勝手にモグモグ動いてしまうなど、主に顔面（口部）にみられる不随意運動です。

ただし、せん妄の場合には、症状が改善したら、すみやかに抗精神病薬の中止を検討します。そのため、遅発性ジスキネジアを目にする機会は、それほど多くないでしょう。

悪性症候群

発症率は低い（0.02～3％）ものの、死亡率が高い（10～20％）ことから、抗精神病薬の副作用のなかでも、きわめて重篤なものの1つです[15]。発症すると、**高熱、筋固縮、意識障害**、クレアチニンホスホキナーゼ（CPK）の上昇などが起こる可能性があります。

悪性症候群は、早期（抗精神病薬投与の開始から1～3日）に発症することが多いとされています。原因薬剤の中止が、最も重要かつ唯一の治療です。なお、原因薬剤の中止後2週間以内に回復することが多いと報告されています[14]。

ここで差がつく！エキスパートのコツ

- いずれの抗精神病薬もドパミンD_2受容体遮断作用をもつため、**錐体外路症状、悪性症候群**などは起こりえます。

- ただし、セロトニン5-HT_2受容体遮断作用を併せもつ非定型抗精神病薬は、定型抗精神病薬より錐体外路症状が起こりにくいといわれています[12]。

- 頻度は高くないものの、不整脈が起こることもあります。

抗精神病薬は「せん妄を治す薬」ではないの？

せん妄に対する抗精神病薬（非定型抗精神病薬）投与の位置づけは、「せん妄が出現している期間を短縮するかもしれない」という程度です。

つまり、「抗精神病薬を投与してもしなくても、せん妄の持続期間は変わらないかもしれない」のです。

せん妄の患者が、もし抗精神病薬で眠ったのであれば、それは単に抗精神病薬のもっている鎮静作用によって眠っているだけであって、せん妄が改善しているとは限りません。

抗精神病薬が処方されているからといって、「すぐに治る」と期待してはいけません。せん妄対策は、予防が最も大切なのです ➡P.144 。

（志村美咲、前田幹広）

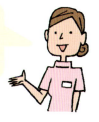

せん妄治療のために抗精神病薬を投与する場合は、基本的に少量から開始します。効果が得られない場合は、増量が選択肢になってくると考えられます。
継続的なアセスメントがポイントとなります。

もっと知りたい Q&A

 せん妄症状が強くなってから抗精神病薬を使っても、効果はあるの？

 せん妄の持続時間を短縮できる可能性があります。

　前述のとおり、治療効果が証明されているせん妄の治療薬はありません。
　ただし、非定型抗精神病薬は「せん妄の持続時間の短縮」に有効である可能性があると思われます。しかし、せん妄が起こらないように十分に予防することが、最も大切です。

(志村美咲)

 不穏のみ（不眠はない）でも「不眠・不穏時」指示薬を投与すべき？

 投与は避けたほうがよいでしょう。

　せん妄の原因薬剤が「不眠・不穏時」指示となっている場合には、せん妄を悪化させる可能性があるため、投与を避けたほうがよいでしょう。
　特に、不眠・不穏時指示としてヒドロキシジン（アタラックス®-P）が処方されている場合は要注意です。せん妄のときに投与すると、悪化させる危険性があります。

(志村美咲)

 「せん妄患者を薬剤で眠らせる」ことに、抵抗感を覚えます…。

 薬剤投与の目的は、鎮静・催眠効果だけではありません。

　せん妄に対する抗精神病薬は、眠らせるために処方されているわけではありません。「せん妄の持続時間を短縮する可能性」があるため、必要性があって処方されているものです。
　抗精神病薬は、睡眠薬でも鎮静薬でもありません。鎮静・催眠効果だけを期待して使用しないようにしましょう。

(志村美咲)

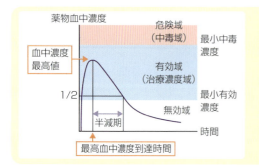

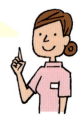

ちなみに、薬剤が効果を発揮するのは「有効域の間だけ」ですが、効果が切れても、血中濃度がすぐにゼロになるわけではありません。追加投与が早すぎると相対的な過量投与となり、過鎮静や呼吸抑制などが生じます。一方、追加投与が遅すぎると「無効域」の時間ができ、症状が再燃する危険があります。

● 文献 ●

1. 布宮伸：日本版・集中治療室における成人重症患者に対する痛み・不穏・せん妄管理のための臨床ガイドライン．日集中医誌 2014；21：539-579．
2. Devlin JW, Roberts RJ, Fong JJ, et al. Efficacy and safety of quetiapine in critically ill patients with delirium：a prospective, multicenter, randomized, double-blind, placebo-controlled pilot study. *Crit Care Med* 2010；38：419-427.
3. 日本緩和医療学会緩和医療ガイドライン作成委員会：がん疼痛の薬物療法に関するガイドライン（2014年版）．金原出版，東京，2014．
4. Barr J, Fraser GL, Puntillo K, et al. Clinical practice guidelines for the management of pain, agitation, and delirium in adult patients in the intensive care unit. *Crit Care Med* 2013；41：263-306.
5. 三原盤：脳梗塞後遺症に伴うせん妄に対する塩酸チアプリド（グラマリール®）の有用性．*Geriatric Medicine* 2005；43(5)：807-815．
6. 稲田俊也：DIEPSSを使いこなす．星和書店，東京，2012：22．
7. Hasan A, Falkai P, Wobrock T, et al. World Federation of Societies of Biological Psychiatry (WFSBP) Guidelines for Biological Treatment of Schizophrenia, Part 1：update 2012 on the acute treatment of schizophrenia and the management of treatment resistance. *World J Biol Psychiatry* 2012；13：318-378.
8. 2016年8月改訂（第20版）ジプレキサ®錠添付文書．
9. 2016年6月改訂（第26版）セロクエル®錠添付文書．
10. 2016年9月改訂（第15版）リスパダール®錠インタビューフォーム．
11. 2015年5月改訂（第15版）グラマリール®錠添付文書．
12. Hatta K, Kishi Y, Wada K, et al. Preventive effects of ramelteon on delirium：a randomized placebo-controlled trial. *JAMA Psychiatry* 2014；71(4)：397-403.
13. Leucht S, Pitschel-Walz G, Abraham D, et al. Efficacy and extrapyramidal side-effects of the new antipsychotics generation antipsychotics olanzapine, quetiapine, risperidone, and sertindole compared to conventional antipsychotics and placebo. A meta-analysis of randomized controlled trials. *Schizophr Res* 1999；35(1)：51-68.
14. 厚生労働省：重篤副作用疾患別対応マニュアル 悪性症候群，平成20年4月．
15. Stroup S, Marder S. Phamacotherapy for schizophrenia：Acute and maintenance phase treatment. In：Up To Date, Stein, MB(Ed), Up To Date, *Waltham MA*, 2014.

1　迷わず正しく薬を使おう

「薬剤投与は早期から」が鉄則

「せん妄リスクが高いから、要観察」と言われたけれど、何をどのように注意すべきなのか悩む… そんな経験はありませんか？

患者の言葉や行動で「あれっ？」「何かおかしい？」と感じたときは、**せん妄スクリーニングツール ➡P.34** を使用し、患者の状態をアセスメントします。

そして、せん妄の可能性「あり」と判断されたら、すみやかに、精神科医やリエゾンチームへの診療を依頼しましょう。

▍症状がないときも、せん妄治療の定時薬は使用すべき？

せん妄の治療は、早期に開始することが大切です。せん妄治療のための薬物療法が開始されたら、確実に薬剤投与を行います（図1）。

せん妄時に処方される薬剤は、**チアプリド**（グラマリール®）、**リスペリドン**（リスパダール®）、**クエチアピン**（セロクエル®）、**オランザピン**（ジプレキサ®）、**アリピプラゾール**（エビリファイ®）などです。そのほとんどが「分1 就寝前の1回投与」か「分2 夕・就寝前の2回投与」だと思います。

せん妄患者は、1日のなかでも症状が変動しますので、症状がないときも**定時薬**はきちんと服用してもらうことが必要です。症状が出現した後では、より多くの薬剤投与量が必要となるため、きちんと管理するのがポイントです。

なお、過活動型・混合型せん妄と低活動型せん妄では症状が異なります。薬剤の**効果判定**のためにも、薬剤使用後には患者の反応を注意深く観察します ➡P.82 。

図1　薬剤投与のタイミング

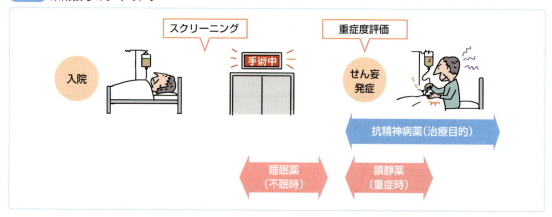

せん妄のサブタイプによって、副作用も異なるの？

低活動型せん妄に処方される**アリピプラゾール**という薬剤があります。アリピプラゾールは穏やかに効くため、鎮静をかける力は弱めです。そのため、暴力的になっていたり、興奮して怒りっぽくなっていたりする患者の症状をすみやかに取りたいときには、不向きです。

アリピプラゾールで、錐体外路症状 が出現することは少ないとされています。しかし、**アカシジア**の出現頻度は、やや多めです。

なお、**糖尿病**患者へのアリピプラゾール投与は慎重に行ってください。既往歴の確認が必要です。

＊

せん妄の薬物療法に、絶対的な効果はないとされています。不穏時指示なども含め、薬物療法はあくまでも**対症療法**にすぎません。

せん妄のリスク因子には、病状の発症・悪化・遷延などの直接因子と、環境変化に伴う促進因子、年齢・既往歴などの準備因子があります。急激なせん妄の悪化は、これらが原因で生じる場合もあります。

せん妄のケアは、準備因子から入院時にせん妄出現を予測し、せん妄を発症しないように直接因子や促進因子を最小限とするような、患者の**入院生活**を整えること、といえます。

（渡邊真貴）

> **ここで差がつく！エキスパートのコツ**
>
> ●「急激な**発熱**後、言動がおかしくなった」といった場合には、抗精神病薬などの頓用薬の使用よりも、発熱の原因を検索して解熱ができるような治療や看護ケアを行うことが大切です。

もっと知りたい Q&A

Q 精神科医やリエゾンチームがいない施設では、どのように対応すればいい？

A 主治医に相談します。主治医が消極的な場合には、認知症や高次脳機能障害を診る科の医師や、薬剤師に相談するのも効果的です。

精神科医やリエゾンチームなどがいない場合には、**主治医**に相談するしかありません。「夜間になると様子がおかしいのですが、せん妄でしょうか？」という観点で、どのようなことで困っているかを話し合って問題点を明確にし、その問題点を解決するにはどのようなアプローチが必要か考え、整理することから始めてみましょう。

例えば、せん妄発症のきっかけを「バルーンチューブの違和感」とアセスメントした場合、「そのチューブは治療上必要なのか？」「抜去することは可能か？」といったことを相談し、せん妄の促進因子を除去していくことから始めると効果的です。

また、**神経内科**や**脳外科**といった、認知症や高次脳機能障害患者を診療する分野の医師に相談するのも1つの方法かと考えます。「**認知症**ではない」という気づきから、せん妄へのアプローチへと変化させることも可能です。

薬剤師にせん妄を誘発する薬剤が、現在の処方に含まれているかいないかなどを確認してもらうなどの方法も、効果的です。

（渡邊真貴）

1 迷わず正しく薬を使おう

薬剤投与後は、経過を医師に伝える

薬剤投与後の観察では、何を、どのようにみる？

薬物療法の開始後や頓用薬の使用後には、薬剤効果が現れているかどうか、薬剤効果が患者の入院生活にとってよい状況をもたらしているかを観察し、アセスメントする必要があります。

せん妄治療に用いられる薬剤には、鎮静効果・催眠効果があるものも多いため、薬剤が効きすぎていないかなどを観察します。

観察のポイント（図1）

薬物療法開始後、傾眠傾向にある、食事を摂らない、食事の際に誤嚥しそう、リハビリテーションが進まない、活気がない、表情が乏しいなども含め、ADL[*1]が低下しているようならば薬剤の効きすぎを疑います。

一方、定時薬をきちんと投与し、頓用薬を2〜3回使用してもなお、朝まで興奮して怒りっぽく、大騒ぎであった場合などには、薬剤が効いていないことも考えられます。

観察時の注意点

ベッドサイドで患者の状態を常に観察している私たち看護師は、1日のなかでの患者の状態の変化をとらえ、日中だけではなく夜間の状態も把握することができます。せん妄の特徴を知っていれば「発症が急激で、症状の変動がみられる」こと、「せん妄の持続期間は一過性とされている」ことなどから、見きわめが可能です。

なお、薬剤を投与しても、毎回同じように効果が得られるとは限りません。そのため、必ず効果を観察し、アセスメントします。

図1 薬剤投与後の観察ポイント

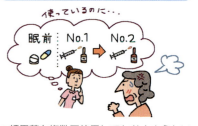

「効きすぎ」を疑う所見
- 活気の低下
- 傾眠傾向　など
- ADL低下
- リハビリテーションが進まない　など

「効いていない」を疑う所見
- 頓用薬を複数回使用してもおさまらない　など

*1　ADL（activities of daily living）：日常生活動作

観察結果を医師に伝えるときのポイントは？

精神科医やリエゾンチームは、1日目の投与後の反応を指標に次の手を考え、薬剤の種類・投与量・投与回数の変更などをふまえた**薬物療法の見直し**を行います。そのためにも、患者の状態変化などに気づいたら、観察した内容を正確に報告・相談することが大切です。

より早くせん妄状態から脱却し、せん妄を長引かせたくないからこそ、患者にとって最適な薬物療法をサポートしたいものです。正確かつ適切な情報を医師に提供することは、看護師のとても大切な役割なのです。

高齢者の場合は特に注意して観察・報告

せん妄を発症する患者の多くは高齢者です。一般的に、高齢者は、身体機能（内臓機能を含む）の低下が認められます。薬剤は、体内に入ると肝臓で代謝されて腎臓で排泄されるので、**肝臓・腎臓**の機能低下があると、想定よりも、効果が強く出現したり、効果が遷延したりすることが予測されます。

高齢者は特に注意深く観察し、異常時にはすみやかな報告・相談が必要です。

症状が落ち着いたら薬剤中止を提言

せん妄症状が落ち着いたら、せん妄治療の**薬剤の中止**について医師に相談します。

看護師には、患者の状態を医師に伝え、患者にとって最良の薬物療法を提供できるような調整が求められます。

（渡邊真貴）

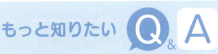

 「せん妄状態が落ち着いた」と判断するための指標ってあるの？

 スクリーニングツールによる評価が「ここ数日でどう変化したか」を追ってみていくと、判断できます。

　臨床的に、せん妄状態が落ちついたかどうかの判断指標は、看護師の視点で"あれ？　何かおかしい？"がないことだといえます。しかし、このような感覚的な判断指標では、評価する看護師の知識や経験によって、判断にバラつきが出てしまいます。

　そこで、**せん妄スクリーニングツール**（DSTやCAM-ICUなど）による評価が活きてきます。評価結果の経過、つまり、**日内変動**や数日間の**変化や推移**をみていけばよいのです。

　そうすれば、自然に「悪化しているのか」「落ち着いてきているのか」の判断ができると思います。

（渡邊真貴）

● 文献 ●

1. 四本竜一：せん妄に対する薬物療法 薬物療法により予防・治療できるのか？．ICNR 2015：2(2)：75-80．
2. 杉島寛：せん妄予防として看護師ができるケアは？．重症集中ケア 2015：14(1)：75-83．
3. 山口達也：術後に発症しやすい合併症とその対応 せん妄．Heart 2014；4(8)：67-78．
4. 中原保裕：医療関係者のための臨床に生かしたいくすりの話．学研メディカル秀潤社，東京，2014：176-180，200-206．

2 いま行っている「ケア」は適切か、振り返ろう

ナースだからこそできるケア

　せん妄発症時には、予防的なケアを継続して行うことも重要です。看護師が重視する必要があるのは、内部環境の安定性の保持、外部環境の安定性の保持です(表1)。

　内部環境の安定性の保持は、直接因子への介入が必要なので、医師との連携が重要です。一方、**外部環境**の安定性の保持は、促進因子へのアプローチが中心で、看護師が重要な役割を担います。看護師が中心になって多職種に働きかけていくことも重要です。

　看護師は、1日をとおして患者の変化を把握しやすい職種です。入院生活に密着した観察を行って、患者情報を適切に把握し、かかわるさまざまな職種に情報提供します(表2)。

▎せん妄発症時のケア、具体的に何をする？(図1 ➡P.87)

　基本的な考え方は、せん妄予防時のケアと同じです。ポイントは、**基本的ニーズ**の充足と**環境調整**です。予防として行ってきたケアに、**安心・安全**を保つケアを追加していきます。

　安心・安全を保つケアは、その患者の症状(興奮、幻覚・錯覚、妄想など)に合わせる必要があります。まずは患者の言動をよく観察し、症状を誘発・促進している要因を見つけて排除・緩和していきます。

モニター類を外しても観察は継続する(図1-①)

　患者の危険を防止するため、また、不快な要因を除去するため、モニターを外す場合もあります。しかし「モニターを外したら、観察不足になって状態が悪化」という事態は避けねばなりません。モニターの継続・除去を検討する際は、その患者はなぜモニターを装着していたのかを考慮します。

　呼吸器や循環器に重篤な合併症がある場合

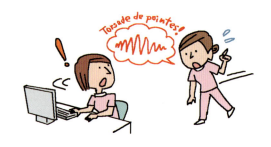

や、状態が安定していない場合、せん妄によって全身状態が悪化する可能性もあります。薬剤投与にかかわらず、**観察**と**身体管理**は必要な看護ケアです。せん妄の状況や症状を観察することはいうまでもありません ➡P.34。

●薬剤使用時は効果・副作用に注意

　せん妄治療に用いる薬剤の副作用として、**不整脈**(QT延長)があります。QT延長はTorsade de pointes(トルサード ド ポアンツ)を誘発し、**突然死**をきたすことがあります。

　また、鎮静目的での薬剤大量投与時には、**呼吸抑制**が生じる危険があります。

表1 せん妄発症時の主なケア

「直接因子」を減らす看護ケア →内部環境の安定性の保持 ➡ P.134	● 正常な酸素化の維持を図る ● 正常な血圧維持を図る ● 正常な排泄パターンの維持を図る ● 正常な輸液、電解質バランスの維持を図る ● 正常な睡眠・覚醒の維持を図る
「促進因子」を減らす看護ケア →外部環境の安定性の保持 ➡ P.140	● 睡眠できる環境にする ● 昼夜の区別を明確にする ● 感覚障害を減らす ● 見当識を保つ ● 疼痛の緩和を図る

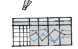
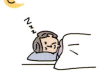

表2 職種別・提供すべき情報(例)

医師に提供する情報	薬剤師に提供する情報
● せん妄の症状や程度 ● 指示薬剤について 　・使用状況 　・薬剤の使用時間とその効果 ● 身体状況 　・酸素化 　・血圧維持 　・排泄パターン 　・輸液 　・電解質バランス 　・睡眠・覚醒など ● バイタルサイン	● せん妄の症状や程度 ● 指示薬剤について 　・使用状況 　・薬剤の使用時間とその効果 ● 持参薬などの情報

看護補助者に提供する情報	理学療法士に提供する情報
● せん妄の症状 ● 患者に対応するうえでの注意点 ● 対応したときの患者の様子(例：指示に応じない、興奮している、落ち着きがない)	● 活動と休息の状況 ● 患者のADL ● 患者の痛みの状況 ● 入院中のADL

　肝障害や腎障害があると、薬剤の代謝や排泄が障害されて容易に中毒量に至るため、呼吸抑制も生じやすいです。

安全を確保する①：ベッド移動、危険物の除去(図1-③)

　患者の安全を確保することは、非常に重要なケアです。

　まずは、患者自身の安全を考えて対応します ➡ P.140 が、安全が守れない場合は、必要に応じて**身体抑制**も考慮し、安全の確保に努めます。しかし、身体抑制は、人権にかかわる行為ですから、慎重な検討が必要です ➡ P.100 。

　自傷だけでなく、**他害**にも注意が必要です。

ここで差がつく！エキスパートのコツ

- 患者の行動範囲の**危険物**を除去することも、忘れてはいけません。
- **ベッドサイド**の物品にも注意が必要です（破損する可能性がある割れ物などは手の届かない位置に置くなど）。念のため、**床頭台**の中も再確認しておきましょう。
- せん妄の患者に近寄るときは、自分の持ち物にも気をつけましょう。ポケット内の**はさみ**を奪われる場合や、**名札**や医療用PHSの**ストラップ**などを引っ張られる場合もあります。

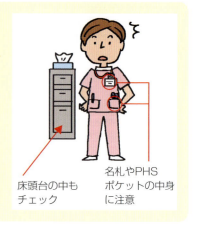

床頭台の中もチェック

名札やPHSポケットの中身に注意

同室患者への配慮とともに、看護師自身の安全も守りましょう。

安全を確保する②：ドレーン類の抜去予防

ルートやドレーンなどがある場合、事故（自己）抜去の危険性も高いです。できる限り不要なルートやドレーンは抜去します。

しかし、臨床では、すべてのルートやドレーンを抜去するのは困難なことが多いです。必要性を説明しても、説明されたこと自体を忘れてしまう患者や、理解を得られない患者もいるでしょう。そのような場合には、以下のような対策をとります。

ルートの「長さ」を考慮する

点滴は、薬物療法や水・電解質バランスを整えるために必要です。

しかし、患者にとっては、動作（手を動かす、寝返りをうつ、など）への支障や、拘束感をもたらします。患者が邪魔だと感じないよう、ルートに適度な**遊び**をもたせるとよいでしょう。

ルートの長さは、**活動範囲**を想定して調整するのがポイントです。

テープ固定による「違和感」をなくす

刺入部の固定状況にも配慮します。**固定方法**が適切でない場合、「異物が挿入されている」という意識が強くなることもあります。

固定しているテープが引きつれている、テープによる瘙痒感が生じている、刺入部の痛みがあるなどの状態は、不快感や苦痛となり、事故（自己）抜去につながる可能性があります。固定テープの選択、**貼り方**の工夫、**皮膚状況**の観察が重要です。

ルートが「見えない」ようにする

点滴台は、患者のベッドサイドに置かれることが多く、患者の視野に入りやすいことも、抜去を引き起こす要因だと考えられます。そのため、患者の**視野**に入らない場所に点滴台を置くことも、事故（自己）抜去予防の1つの対策です。点滴台は、**臥床**時にはベッドサイドの頭部側、**車椅子**乗車時には車椅子の背部側に置くと、視野に入りにくくなります（図2 ➡ P.88）。

また、脱衣してルートやドレーンの挿入部を触ったり、抜去したりするリスクが高いと推測される場合には、**寝衣**を考慮する場合もあります。ルートやドレーンが見えない位置になるよう寝衣のなかを通す、つなぎの寝衣を用いるなどの対策をとります（図3 ➡ P.89）。

せん妄を「ケアする」

図1　せん妄発症時に看護師が行いたいケア

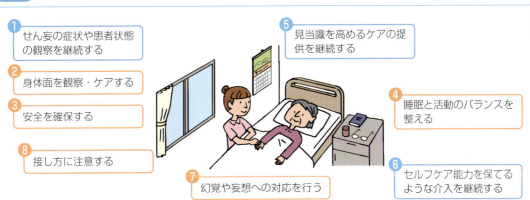

1. せん妄の症状や患者状態の観察を継続する
2. 身体面を観察・ケアする
3. 安全を確保する
4. 睡眠と活動のバランスを整える
5. 見当識を高めるケアの提供を継続する
6. セルフケア能力を保てるような介入を継続する
7. 幻覚や妄想への対応を行う
8. 接し方に注意する

1	●不快になるモニターを除去しながらも、必要な観察ができるようにする	継続的に
2	●直接因子を減らせるように身体面を観察する ●医師を含めた多職種への情報提供を行い、必要なケアを実施する	
3	●自傷他害を防止する ●必要に応じて身体抑制を行う ●環境の調整を行う ●静穏な環境で興奮の助長の防止を図る ●不要なライン・カテーテルの除去を検討する ●危険物を除去する	
4	●日中は太陽の光を入れ、夜間は薄明かりをつけ、昼夜のリズムが整いやすい環境を調整する ●夜間の睡眠確保、日中の覚醒を促す対応を行う ●日中はテレビ、ラジオ、音楽などの適度な刺激を与える	
5	●時計、カレンダーなどを設置する ●家族の写真を見える位置に置く ●なじみのある日用品を準備する	継続的に
6	●不快な症状の緩和に努める（疼痛、呼吸困難、便秘） ●快と感じられるケアを提供する（足浴、マッサージなど） ●行動制限は原則的に行わないようにする	継続的に
7	●食事、洗面、トイレ歩行、入浴、散歩などを状況に応じて実施する ●視覚・聴覚などの感覚遮断を少なくする（メガネ・補聴器など日ごろ必要な患者には使用を継続する）	
8	●可能な限り、担当者は固定することが望ましい ●患者のそばにいる時間を長くする ●患者の言葉に合わせて対応する（患者の言葉を否定しない、強い説得を避ける） ●患者の体験に寄り添い、感情に応答する ●患者に見える位置に立ち、呼び名、タッチを用いる ●明確でゆっくりした口調、落ち着いた静かな態度で接する ●簡潔な文章で、わかりやすい言葉で話す	

図2 点滴台配置の工夫

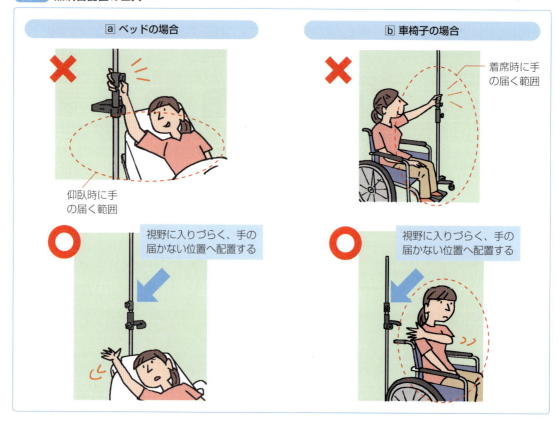

患者の使い慣れた好みの色・柄のタオルなどで刺入部を覆い隠すなどの対策も有効です。

睡眠と活動のバランスを整える（図1-④）

●夜間は「眠れる」ようにする

入院中の環境は、普段、患者が生活していた日常生活とは異なります。起床や就寝の時間、食事の時間も、病院の都合に合わせざるを得ないのが実情です。可能な範囲で日常の**生活リズム、生活時間**に合わせる工夫が必要です。

健康な人でも、環境が変わると眠りにくくなるのですから、患者はもっと眠りにくい状況にあると推察できます。**音**や**光**の調整を行い、眠りやすい環境を整えます ➡ P.136 。

病院では、夜間もさまざまな音に囲まれます。**モニター音**や**機械音**をすべてなくすのは不可能ですが、少しでも睡眠に適した環境を整えましょう。

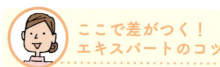

ここで差がつく！
エキスパートのコツ

- 病室内の音は「夜間40dB以下、日中50dB以下」が望ましいとされています。

- 足音のしにくい**シューズ**を履く、夜間の**話し声**や**ワゴン使用**を控える、起床時間前の活動を控えるなど、看護師の少しの配慮で軽減できることもあります。

図3　ドレーン固定時の工夫（例）

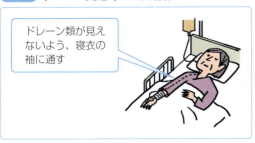

ドレーン類が見えないよう、寝衣の袖に通す

◎日中の覚醒を促す

　夜間の睡眠を確保するため、日中の覚醒を促します。可能な範囲で「日中は明るく、夜間は薄暗く」という基本的な環境をつくれるように考慮します。

　窓があっても採光が難しい場合には、離床可能なら車椅子で窓の近くに行く、光を感じやすいようにベッドの向きを変えるなど、各施設の構造の問題をふまえて考えてみましょう。

　日中はラジオや音楽をかけることなども、よく行われています。

　入院中は、ベッド上で過ごす時間が長くなるので、車椅子に乗って離床を促すことも有効です。車椅子で散歩に出かけることや、窓際に移動して時間を過ごすことなども可能です。

　ここで注意したいのは、車椅子のまま長時間座ったままにはしないことです。患者の疲労感をみながら乗車時間を調整し、不快や苦痛とならないようにします（図4 ➡P.90）。

ここで差がつく！エキスパートのコツ

- 高齢者は、加齢に伴う視力や明暗順応の低下、白内障などの影響で、太陽光や照明がまぶしく不快なこともあります。
- 患者に質問する、表情や仕草の変化を観察するなど、患者自身の感覚を尊重してください。

見当識を高める（図1-⑤）

　患者から見える位置に、時計やカレンダーなどを設置します。看護師も意識的に時間を伝えるよう心がけましょう。会話のなかでも、折にふれて日時を伝えるようにします。

　感覚刺激を遮断しないよう、メガネや補聴器などを日常的に使用していた患者には適切に使い、視聴覚の変化を補うことも大切です。

　患者に状況を説明し、不安を和らげるはたらきかけをしても、「見えにくい」「聞こえにくい」状態では、かえって患者を困惑させてしまう可能性があります。

ここで差がつく！エキスパートのコツ

- 補聴器を使うと、聞こえすぎて「話し声が耳につく」「耳障り」と感じる場合もあります。
- 看護師には違和感のない音でも、高齢者は不快に感じることもあるので、患者自身の感覚を確認しながら行うことが大切です。

心地よいケアの提供を継続する

　不快症状の緩和に努め、快と感じられるケアの提供を心がけましょう。快刺激を増やす援助は、安心を増やすことにもつながります。

　日常的に看護師が行う清拭や口腔ケアによって、心地よさを提供しましょう。患者が何を心地よく感じ、不快に感じるのかを知ることが必要です ➡P.142。

接し方に注意する

　せん妄の際には、意識障害や認識障害、注意障害、精神症状などが生じます。刺激を適切に受け取ることが困難な状態にあるため、対応の1つ1つに注意が必要です。

　平常時よりもわかりやすく、不安や誤解を生

図4 車椅子乗車の際に注意する点

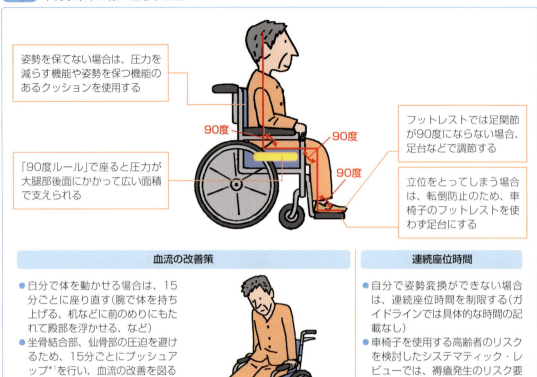

*1 プッシュアップ：腕で車椅子のアームレストを押し、上体を浮かせて体圧を分散させる方法。

まない表情で、言葉を選んで接するように心がけましょう（表3）。

"静かにしてほしい""わかってほしい"という気持ちが募ると、表情は硬く、つい、声が大きくなったり、声を荒らげたりしがちです。せん妄の患者とかかわる際は、まず「ひと呼吸おいてから」がポイントです。

薬物療法を行う場合、観察以外に行うべきケアは？

薬剤投与中は、薬効と副作用を観察しなければなりません→P.82。

代謝・排泄の遅延で、薬剤作用が遷延しやすくなっていることもあります。鎮静作用をもつ薬剤を使用した場合、傾眠傾向となって活動量が低下し、筋力低下を引き起こしかねません。

副作用によって起こりうる状況を考え、機能低下につながらないようなケアを提供していくことが必要です。

＊

せん妄と一口にいっても、病気のどの時点で起きている「せん妄」なのかによって対応が異なります。どのような背景をもつ患者で、何を目的に薬物療法を行うのか、何がゴールなのかを医療者も共通認識しておくことが重要です。

（福澤知子）

せん妄を「ケアする」

表3　コミュニケーションの注意点

心がけること ○	避けること ✗
●こちらに気づいてから、ゆっくりと患者に近づく ●きちんとあいさつする ●自分が看護師であること、何をするために来たのかを、患者に伝える ●目を合わせ、静かで穏やかな口調で話す ●落ち着いたふるまいで接する ●患者の言葉を否定しない ●患者のもとを離れるときも、再度訪室することを伝える	●早口や大きな声で会話する ●怖い顔や硬い表情をする ●表情がわからない状況（マスク着用など）とする ●むやみに笑うような態度をとる ●怯えた態度をとる ●敵意を感じさせるような態度をとる ●イライラ感を表す態度をとる ●長い文章で話す

ここで差がつく！エキスパートのコツ

- 安全確保のため、患者の行動を観察しやすい位置へ、**ベッド移動**や**部屋移動**を行います。移動を検討する際は、同室者への影響も考慮する必要があります。

- 環境として望ましいのは、興奮を助長しないよう静穏で、できるだけ観察しやすい部屋です。

- 部屋移動が難しい場合や、危険行動が著しく"目を離せない"ときには、ナースステーションなど、スタッフの目の届く場所に移動することもあります。

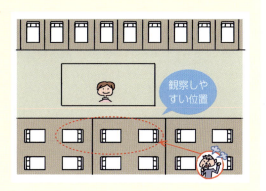

文献

1. 八田耕太郎：せん妄の治療指針―日本総合病院精神医学会治療指針1―．星和書店，東京，2012：3．

もっと知りたい Q&A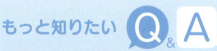

 せん妄を「長引かせない」ために、大切なことは？

 個別的なケアを予防段階から行い、症状の観察・ケアを継続的に行うことが大切です。

　せん妄は、さまざまな要因が絡み合って生じます。いったん発症してしまった場合、残念ながら、すぐに改善する手だてはありません。しかし、症状を悪化・長期化させないために、継続して症状観察とケアを行っていくことが大切です。せん妄**発症時**のケアの重要ポイントの1つは「せん妄発症前、すなわち**予防時**から取り入れるケアが多い」ことです。

　もう1つ重要なポイントとして、さまざまな配慮やケアにおいて「患者の**体験**に焦点を当てる必要がある」ことが挙げられます。患者と私たち看護師とでは、置かれている環境も年齢も機能も異なります。「その患者にとって、どうか」をきちんと考えながらケアを行うことが、基本的な姿勢として大切です。つまり、患者が安心して過ごせる環境をつくり、患者の身体的苦痛・心理的ストレスを和らげるケアが、せん妄のケアにつながっているのだといえます。

　せん妄は、通常1週間以内におさまります。しかし、原因や関連要因が解消されない限り、症状がおさまらないともいわれています。原因を除去する必要があるので、**環境調整**や**ストレスの緩和**だけでなく、患者の**身体面の安定**を整えることも必要です。直接因子を減らすための看護ケア（内部環境の安定性の保持）も同時に行いましょう。

（福澤知子）

 快刺激になりそうなケアを、患者が嫌がるのですが…。

 快・不快の感覚は、人それぞれ違います。患者の反応をみながらケアを行うしかありません。

　入院時、患者本人や家族から、**嗜好**や**快**に関する情報まで収集するのが理想ですが、なかなかそこまでできないのが現状です。快の感覚も人それぞれなので、一概に、自分が感じる快の刺激が他人にも快とは限りません。一般的に快の刺激といわれることを不快と感じる人もゼロではないのです。しっかり**患者の反応**もみながらケアをしていきましょう。

　人に触れられることが好きではない患者は、**マッサージ**なども快とは感じない可能性もあります。また、私たちが日常的に実施する**清潔ケア**（清拭や足浴など）でも、湯が冷めていたら不快となるでしょう。

　せっかく行うケアが快となるよう、細やかな心配りができるといいですね。

（福澤知子）

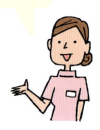

ケア実施前には、必ず一声かけましょう。いきなり体を触られることは、どんな人でも嫌なものです。

せん妄を「ケアする」

Step 2

 患者が「悪いナースがいる」などと変なことばかり言うので困ります…。

 否定も肯定もせず、真摯に耳を傾けることが大切です。
患者の言葉をさえぎって、説得しようとしてはいけません。

　せん妄発症時、看護師には、患者の訴えや発言を否定したり、強く説得したりすることを避けることが求められます。患者の体験に寄り添って、感情に応答することが必要なのです。

　「悪いナースがいる！」という患者の発言に対し、「そんなナースはいません！」と否定してしまうと、患者は拒否されたと感じてしまうかもしれません。また、何度も説明を繰り返されたことで、患者は、むりやり説得されているように感じている可能性もあります。

●説得しようとせず、真摯に耳を傾けることが大切

　こんなときは、否定も肯定もせず、患者の感情に目を向けることが必要です。例えば「○○と感じた」という発言に対しては「○○と感じたんですね」など、コミュニケーションスキルの1つである反復を用いるなどするとよいでしょう。

　相手に積極的に関心をもち、ていねいに耳を傾けることで、相手の思いや伝えたいことを受け止め、共感を示して真摯に"聴く"ことが、看護師には求められます。

　温かい表情で、自分が話しすぎたり、患者の話をさえぎって話しはじめたりすることのないように注意してかかわりましょう。

（福澤知子）

2 いま行っている「ケア」は適切か、振り返ろう

リハビリテーションは積極的に！

　せん妄は、人工呼吸器装着患者の約80％、非人工呼吸器装着患者の20〜48％と高率に発症する合併症です[1-5]。

　せん妄によって引き起こされる悪影響には、①入院期間の長期化、②死亡率の増加、③長期認知機能障害の発生率の増加があり、これらは、患者の予後を悪化させる要因となります[6]。

　特に、せん妄のリスク因子 ➡P.28 を有する患者に対しては、可能な限りリスク因子を除去し、せん妄発症リスクの低減を図ることが重要です。

リハビリテーションは、せん妄に効くの？

　せん妄に対する有効な介入の1つが、リハビリテーションです。可能なら積極的に、早期から**離床**（座位、立位、歩行など）や**EM**^{*1}（四肢・体幹の運動、**図1**）を実施することが推奨されています[7]。

　しかし、重症患者になればなるほど、EMの実施は難しくなります。EMの安全性は立証されていますが[9, 10]、トラブルや事故を防ぎ、スムーズにEMを行うためには、**多職種**間での情報共有と協力が必須です。

　表1に、EM実施のポイントを示します。これらを中心に、1日のタイムスケジュールを

図1　EMの実施場面（人工呼吸管理下での例）

| 端座位 | 立位 | 車椅子乗車 | 平行棒内歩行 |

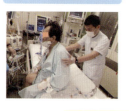 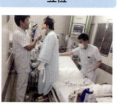 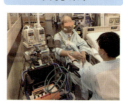 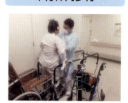

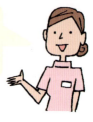

モビライゼーションは「①他動的な関節可動域訓練→②体位変換（ターニング）→③自動的な関節可動域訓練→④自動抵抗運動（筋力トレーニング）→⑤車椅子乗車→⑥立位→⑦足踏み→⑧歩行」のように、段階的に進めていきます。

表1 EMをスムーズに実施するためのポイント

実施時のDo！

- 1日のスケジュールを決め、EMを行う時間帯を決定して実施する
- 検査や処置、清拭直後は避け、休息をしっかり確保して実施する
- スタッフの人手が多い時間帯を選択し、複数人で人工気道、ドレーン、ライン類の管理を行いながら実施する
- ドレーン、ライン類の抜去やクランプ、整備できる場合は、その後に実施する
- 持続的腎代替療法実施患者には、回路交換時に実施する
- 疼痛コントロールが図られた時間帯に実施する
- 快刺激（足浴、手浴、面会時間など）と合わせて実施する

実施時のDon't！

- 経管栄養投与直後の実施は避ける

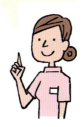

Scheickertら[8]の研究により、1回/日、鎮静を中断している人工呼吸管理患者（開始基準を満たした症例）にEMを導入した結果、EM群は非EM群と比べて、有意にせん妄の発症率・発症日数が低く、退院時にADLが自立レベルまで回復することが明らかになりました。

図2 改善したADLを入院生活に取り入れるイメージ

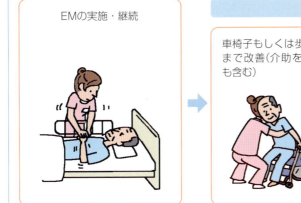

EMの実施・継続

病棟内の移動レベル

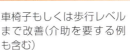

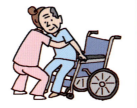
車椅子もしくは歩行レベルまで改善（介助を要する例も含む）

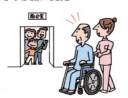
面会場所・風呂場・トイレまでの移動を車椅子・歩行での移動に変更

管理を徹底

多職種で把握し、適切な時間帯を選択することで、患者への負担を最小限にし、効果的かつ安全にEMを実施することができます。

リハビリテーションの効果を、どのようにケアにつなげる？

原疾患や全身状態の改善・EMの継続により、**ADL能力**が改善します。この段階では、改善したADLを入院生活に取り入れていくことが非常に重要です（図2）。

---

*1　EM（early mobilization）：早期からのモビライゼーション

EM実施時間外に、より多くの活動を行うことは、せん妄を含むさまざまな**合併症**を予防するだけでなく、退院に至るまでの経過や退院後の生活を良好にします。これらの過程を円滑に行うためには、必要な介助量や安全な動作方法、許容可能な活動範囲などの具体的な情報を、多職種間で共有することが必要です。

また、せん妄に対する介入では、**非薬物的アプローチ**である環境整備 →P.140 [11]、コミュニケーションツールの導入、認知機能改善のためのさまざまな工夫を、EMと併用することが重要です。あまりに「音」が気になるようなら、夜間の耳栓使用を検討することもあります。

表2　せん妄の前駆症状（軽い意識障害）

- 話がまとまらない
- 不注意が目立つ
- 妙に明るく、深刻みがない表情
- ひどく戸惑った表情
- 睡眠、覚醒リズムの変調
- 怒りっぽく、目つきがギラギラしている
- 状況にふさわしくない感情反応
- ぼんやりしていて、視線が合わない
- ライン、機械類にこだわる
- つじつまの合わない言動がある

もっと知りたい Q&A

ナースができる「せん妄へのリハビリテーション的アプローチ」は？

リハビリテーション時と病棟での「活動レベルを合わせること」が、最大のポイントです。

「リハビリテーション室では杖歩行ができているのに、病棟ではずっと車椅子に座ったまま…」といった状態になってはいませんか？

本文 →P.95 でも解説しましたが、EMの継続によって改善したADLを、積極的に入院生活に取り入れ、EM実施時間外に、より多く活動することが大切です。

リハビリテーションの進行状況をみながら、病棟での**安静度**をこまめに見直していく姿勢が、看護師には求められています。

(堅田紘頌)

介入が難しい患者に対して、EM（早期モビライゼーション）をどう取り入れる？

日中傾眠が強い場合などは、介入が難しいですね。薬剤の影響が切れてから実施するしかありません。

過活動型せん妄に対して薬物投与が行われ、日中の**傾眠**が強い場合など、EMを実施しづらい患者もいます。

患者の協力動作が得られない状態では、有効なEMを実施することはできません。投与された薬物の薬効が切れるタイミングで、EMを実施することが最も重要です。

(堅田紘頌)

せん妄は検出率の低い合併症であり[12]、その発症期間が長期化するほど死亡率が高くなるといわれます[13]。これらの介入と併せて、せん妄の前駆症状(表2)[14]の有無に注意を払うとともに、せん妄のモニタリングと評価を行い、せん妄の発症予防と早期発見、発症後の弊害を最小限にとどめる取り組みが必要です。

(堅田紘頌、横山仁志)

文献

1. Ely EW, Margolin R, Francis J, et al. Evaluation of delirium in critically patients. *Crit Care Med* 2001；29(7)：1370-1379.
2. Tsuruta R, Nakahara T, Miyauchi T, et al. Prevalence and associated factors for delirium in critically ill patients at a Japanese intensive care unit. *Gen Hosp Psychiatry* 2010；32(6)：607-611.
3. Rompaety BV, Schuurmans MJ, Shortidge-Baggett LM, et al. A comparison of the CAM-ICU and the NEECHAM confusion scale in intensive care delirium assessment. *Crit Care* 2008；12(1)：R16.
4. Thomason JWW, Shintani A, Peterson JF, et al. Intensive care unit delirium is an independent predictor of longer hospital stay. *Crit Care* 2005；9(4)：R375-381.
5. Dyer CB, Ashton CM, Teasdale T, et al. Postoperative delirium. *Arch Intern Med* 1995；155(5)：461-465.
6. 鶴田良介：ABCDEsバンドルとICUにおける早期リハビリテーション．克誠堂出版，東京，2014：3-9．
7. 日本集中治療医学会J-PADガイドライン作成委員会：日本版・集中治療室における成人重症患者に対する痛み・不穏・せん妄管理のための臨床ガイドライン．日集中医誌2014；21：539-579．
8. Schweickert WD, Polman NC, Nigos C, et al. Early physical and occupational therapy in mechanically ventilated, critically ill patients. *Lancet* 2009；373(9678)：1874-1882.
9. Bailey P, Thomsen GE, Spuhler VJ, et al. Early activity is feasible and safe in respiratory failure patients. *Crit Care Med* 2007；35(1)：139-145.
10. Damluji A, Zanni JM, Mantheiy E, et al. Safety and feasibility of femoral catheters during physical rehabilitation in the intensive care unit. *J Crit Care* 2013；28(4)：535, e9-15.
11. Van Rompaey B, Elseviers MM, VanDrom W, et al. The effect of earplugs during the night on the onset of delirium and sleep perception. *Crit care* 2012；16(3)：R73.
12. Sporonk PE, Rielerk B, Hofhuis J, et al. Occurrence of delirium is severely underestimated in the ICU during daily care. *Intensive Care Med* 2009；35(7)：1276-1280.
13. Pisani MA, Kong SY, Kasl SV, et al. Days of delirium are associated with 1-year mortality in an older intensive care unit population. *Am J Respir Crit Care Med* 2009；180(11)：1092-1097.
14. 馬場華奈己：せん妄患者のケア．がん患者と対処療法2011；22(1)：32-37．

> **2** いま行っている「ケア」は適切か、振り返ろう

家族とのかかわり方

　患者の家族は、ほとんどの場合患者が入院した理由は理解していても、入院によってせん妄を起こす可能性があることは理解していません。

　せん妄によって「家ではしっかりしていた人が、入院中に人が変わったような行動をとる」のを目の当たりにした家族は、認知症でないかと困惑したり、悲しんだりすることでしょう。そして、患者との面会を躊躇したり、無意識に患者から離れたりするかもしれません。それが患者の**孤立**につながってしまうのです。

　せん妄を起こしている患者へのケアも必要ですが、同時に家族へのケアも重要です。

せん妄について、家族にどのように伝える？

「回復の見通し」を必ず伝える

　まず、せん妄は、病気や環境の変化が影響して生じていること、認知症に似た症状は**一時的**であること、特別ではないことを伝えます。

　そして、せん妄を起こした原因や、今後の回復の**見通し**、そして、いま対応を行っていることを説明します。

「家族の協力」の重要性を伝える

　早期回復には家族の協力が必要なことを伝えたうえで、家族が患者とかかわりをもてるように調整していきます。

　そのためには、家族の心情に配慮した対応が必要です。家族の不安や思いを**傾聴**し、疑問にも答えていきましょう。

　家族が、患者に対して好ましくない対応をしてしまう可能性があるため、接するうえでの注意点やかかわり方も伝えます ➡P.84 。

発症後「初回の面会前」に話をする

　せん妄発症後、初回の面会前に、きちんと家族とかかわりをもつことは非常に重要です。

　家族は、いくら説明を受けたとしても、やはり、**心配**や**不安**を感じています。いつもと様子の異なる患者に接することへの**恐怖**があるかもしれません。そのため、すぐに「好ましい対応法」を実行できない場合も多いと思います。

　必要時には、家族の面会時に、看護師が**同席**してもよいでしょう。

入院時に「せん妄リスク」を伝える

　せん妄発症リスクの高い患者の家族には、あらかじめ入院時に**情報提供**しておくとよいでしょう。「せん妄に関する知識をあらかじめ持っていて、覚悟をしていた場合」と「まったく予期していない状態で、患者のせん妄症状を見た場合」では、家族が受ける衝撃も違います。

　あらかじめ家族に情報を提供しておくと、不

表1 せん妄患者の家族へのケア
● 家族がどのように感じているかを把握する
● 家族が、疑問や葛藤、困っていること、不安に感じていることを表現できる場をつくる
● 家族が、現在の患者の状況を理解できるような説明を行う
● 家族の希望を理解し、かかわり方を一緒に考える
● 家族の存在の重要さや、家族の行っていることの重要さを伝える
● 家族が患者にかかわることを支援する

表2 面会に来ている家族の観察ポイント（例）
● 患者の行動に対する家族の動揺
● 患者の現状における家族の理解
● 面会中の家族の様子 ・患者への声かけの状況 ・面会前・面会後の表情

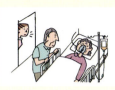

安軽減にもつながり、協力体制をとりやすいかもしれません。

面会中の家族への支援では、具体的に何をする？

面会中の家族を支援することは、その後の家族の面会頻度に影響を与えます。

家族が面会に来る意義をきちんと伝え、患者を孤立させてしまわないように継続的に**面会**に来てもらえるよう、家族への配慮を行いましょう ➡ P.142。

看護師は、面会中の家族の様子も把握し、タイミングを逃さずに家族へ声をかけたり、話を聞くなどの対応をしていきましょう（表1、2）。

（福澤知子）

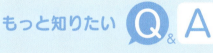

 時間がないなかで、面会時の家族にうまくかかわるコツは？

 家族が面会に来たら呼んでもらうこと、スタッフの協力を得て日常業務を調整するなど、かかわるタイミングを逃さないように工夫するとよいでしょう。

看護師は、日々、**多重業務**のなかで働いています。家族にゆっくりかかわりたくても、なかなか時間をとれないこともあるでしょう。しかし、最も重要なのは、かかわる時間の長さではなく、**タイミング**です。

せん妄発症後はじめて家族が面会に来るときや、不安が強いときなどのかかわりは、非常に重要です。面会予定が事前にわかっているなら「○○さんの家族が来たら面会に同席したい」とチームの看護師に伝え、その時間の業務を調整したり、面会時間に合わせて他の業務を調整したりすることも可能でしょう。

面会中ずっと同席するのが困難なら、タイミングをみて、短時間のかかわりを複数回もつこともできます。まずは家族にあいさつして短時間会話した後、再度訪室することを告げていったん離れ、改めて訪室してもよいと思います。施設の状況をふまえ、一度検討してみてはいかがでしょうか？

（福澤知子）

2 いま行っている「ケア」は適切か、振り返ろう

抑制せざるを得ないこともある

　厚生労働省は、身体的拘束（抑制）を「衣類又は綿入り帯等を使用して、一時的に当該患者の身体を拘束し、その運動を抑制する行動の制限を言う」[1]と定義しています。

　2000年にスタートした介護保険制度に伴って身体拘束が禁止されたことに伴い、厚生労働省は**身体拘束ゼロ作戦**として、抑制廃止の手引きを公開しています[2]。

どのようなとき「抑制せざるを得ない」と判断するの？

　多くの医療者は、興奮状態にあるせん妄患者が、自分で自分を傷つける（ドレーン類の自己抜去など）場面を経験していると思います。患者が、医療者を含む他者を傷つけた場面を経験している医療者も、少なくないかもしれません。このような場合、患者自身や家族、医療者も精神的な苦痛を伴います。

　患者や他者を危険から守り、安全を確保するため、身体抑制が必要となることもあるのです[3]。

身体抑制を考えるときの大原則

　身体抑制の必要性は、せん妄の臨床指針にもはっきり明記されています[4]。

　興奮や不穏状態の際は、**鎮静薬**を使用することもありますが、鎮静薬ではせん妄症状を抑えられない病態もあります（表1）。このような場合は、鎮静薬の効果が不十分ななかで、安全を守るために効果的な身体抑制を行う必要があります。

　身体抑制のガイドライン[1]でも「身体拘束せざるを得ない三原則」として、以下の3つが示されています。

①**切迫性**：行動制限をしないと、生命の危機にさらされる可能性があること
②**非代償性**：行動制限以外の手段がないこと

表1　鎮静薬でせん妄を抑えることが難しい病態（例）

病態	理由
脳の器質性疾患（脳血管障害など）	●鎮静薬の使用による鎮静状態なのか、意識レベルの変化なのか、判断を困難にさせることがある
肝機能・腎機能の障害	●鎮静薬の代謝・排泄障害によって薬物が体内に貯留し、過鎮静になる ●過鎮静になると、呼吸抑制や咳嗽反射低下に伴う誤嚥性肺炎など、合併症を引き起こす可能性がある
薬物に対する過敏反応	●鎮静薬の使用を制限せざるを得ない

③**一時性**：一時的な行動制限であること
つまり、問題は"身体抑制をいつ解除するか"なのです。安全を確保するために開始した身体抑制を、いつまでも継続するのではなく、"毎日"身体抑制を解除する努力を行う必要があります。

「効果的な抑制」とは？

せん妄であっても、身体抑制は、患者にとって苦痛を伴う体験です。せん妄から回復した後に、患者から身体抑制に伴う記憶を告白されることもあります。

身体抑制を行う際は、患者に「何を、どのように、いつまで行うのか」説明しなければなりません。

身体抑制に用いられる器具

現在、入院施設では、直接患者の身体を**拘束**するもの、ベッドやベッド周囲に配置し患者の離床を察知する**センサー**、4点柵などの**器具**が使用されています。

「患者の行動を制限する」という意味では、車椅子のブレーキをかけること、ベッド柵の操作を固定すること、鎮静薬などの薬物療法も、身体抑制の一種と考えることができます。

「どのような器具・方法を選択するか」は、患者の身体を"何"から守るのか、そして、ケアのゴールはどこか、の2点に大きくかかわります。

場面別「最善の方法」の実際

●自傷他害の可能性がある急性期の患者

患者の身体そのものを拘束する必要があるため、**四肢抑制帯や転落防止帯**を使用します（図1）。

なお、やせた患者や、力がある患者、器用な患者は、四肢抑制帯をすり抜けたり、転落防止帯を壊して外そうとしたりします。

図1 転落防止帯（例）

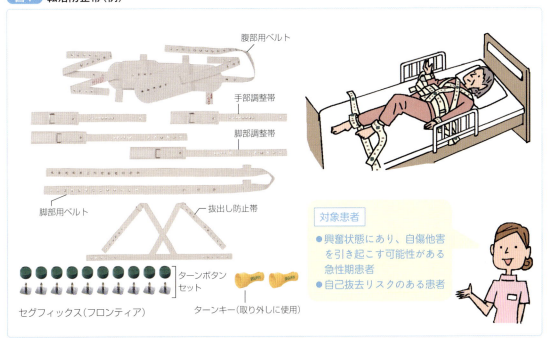

対象患者
- 興奮状態にあり、自傷他害を引き起こす可能性がある急性期患者
- 自己抜去リスクのある患者

図2　離床センサー（例）

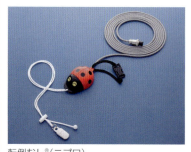

転倒むし®(ニプロ)

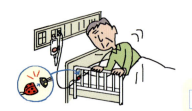

- センサーのモードは「ベッドで起き上がったとき」「端座位になったとき」「ベッドから離れたとき」など機種によって設定できる
- 患者に合ったモードを適応する

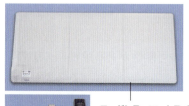

コードレス・マットスイッチ（無線送信器内蔵）

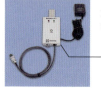

無線中継ボックス

コールマット・コードレス(テクノスジャパン)

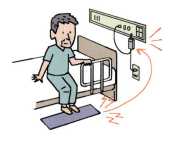

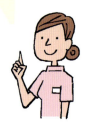

対象患者
- やせ型の患者
- 力がある患者
- 器用な患者
- 下肢の筋力低下や歩行障害を認める患者

このような患者には、ベッドからの起き上がりを察知する**離床センサー**と転落防止帯を組み合わせて使うのも効果的です（図2）。

● 自己抜去の可能性が高い患者

抑制具やミトン型の抑制具、**抑制着**などを組み合わせて使用します。

しかし、これらの方法は、患者の活動性を低下させるだけでなく、認知機能にも悪影響を与え、死亡率を高める可能性があります[8]。

そのため、あくまでも興奮・不穏時の**緊急対応**として使用することを推奨します。

● 下肢の筋力低下や歩行障害がある患者

患者のアウトカムを「自力歩行」などに設定した場合、リスクが高くても、事故を回避しながら活動性を拡大しなければなりません。

その際は、患者の行動を制限せず、動きを察知するセンサー（**離床センサー**など）を使用します。

ここで差がつく！エキスパートのコツ

- 大切なのは「センサーをつけて行動を察知すること」ではなく、患者が「なぜ1人で行動しようとするのか」を察することです。

- 例えば、もし**排泄行動**であれば、排泄パターンをとらえ、あらかじめトイレに誘導することで、転倒・転落など危険な行動を回避できることもあります。

図3 身体抑制による悪循環

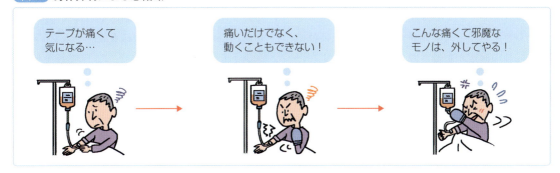

抑制によるせん妄悪化には、どのように対応する？

「慎重に必要性を検討して、医師の指示のもとで身体抑制を開始したにもかかわらず、患者の興奮が増してしまった…」という事態を、臨床ではよく見かけます。

身体抑制は、せん妄の促進因子 ➡P.28 の1つです[5]。つまり、身体抑制を行うことでせん妄が悪化し、より不穏や攻撃的な行動をとることは、十分に想定できる事態なのです(図3)。

要因を探して対処する

では、身体抑制によってせん妄が悪化したら、どのように対応すればよいのでしょうか？

さらに厳重な身体抑制ができるよう、器具の変更や追加を行うべきでしょうか？

いいえ。それでは、ますますせん妄が悪化し、まさしく**悪循環**を招いてしまいます。

身体抑制の実施と並行して、せん妄を引き起こしている要因をいち早く探し出し、早急に対処することが最も大切です。対処しながら、せん妄のアセスメントを繰り返し、身体抑制を解除できるように取り組むことが重要です。

多職種チームで対応する

身体抑制については、**多職種チーム**で取り組む必要があります。

せん妄の要因と考えられる原疾患の治療や症状緩和は**医師**と、身体抑制で活動が制限されることで生じる活動性の低下は**理学療法士**と、栄養状態のアセスメントと改善方法の検討は**管理栄養士**と、薬剤の調整は**薬剤師**と、そして、日常生活を援助し不快や不安を取り除き、せん妄改善に取り組むこれらの多職種との調整役は**看護チーム**で行います。

ここで差がつく！エキスパートのコツ

- 抑制を行う際には、患者と家族に「なぜ抑制が必要か」を説明します。
- 入院時などにあらかじめ説明してあったとしても、再度、ていねいに説明する必要があります。
- 家族への説明時には、抑制によって「患者の体を"何"から守るのか」を伝えましょう。一方的に伝えるだけでなく、家族の疑問や要望を聞く姿勢をもつことも大切です。

挿入物の整理と環境調整を行う

身体抑制を行う理由の1つに、ドレーン類の**自己抜去**(計画外抜去)防止があります。

自己抜去を回避するには、不要な挿入物の除去と、目につかないような環境調整が必要です ➡P.84。挿入物留置の説明を行い、協力を求

める、挿入物による疼痛などの不快を除去する、などの対策を行うことも重要です。

せん妄予防やせん妄マネジメント介入には、身体抑制の回避が推奨されています[6,7]。現在、行っている身体抑制が、何の目的で行われているのか、本当に必要なのか、本当に身体抑制しか解決法がないのか、常に看護チームでアセスメントし続けましょう。

（中谷美紀子）

もっと知りたい Q&A

 抑制解除のための「毎日の介入・ケア」。具体的に、何をすればいい？

 「せん妄へのケア」を実施しつつ、毎日「抑制が外せるか」をアセスメントします。身体抑制の解除は短時間からスタートするといいでしょう。

「せん妄」へのケア

①せん妄アセスメント

せん妄アセスメントは毎日実施します。
患者状態が変化したときにも実施します。

②「促進因子」の軽減

せん妄を引き起こしていると考えられる促進因子（疼痛、酸素化の悪化、薬剤、不要な体内留置物、便秘など）に介入し、改善を図ります。

③日常生活援助

安楽が得られる日常生活援助とケアを提供します。
また、時計やカレンダー、家族の写真などを設置し、日時や場所などの見当識を導きます。

④生活リズムの調整

サーカディアンリズムを整えるため、生活のリズムを整えます。
適切な薬物療法も重要です。

「抑制」実施時に行うケア

①「抑制状況は適切か」の確認

抑制による皮膚障害や疼痛がないか、また、適度な緩みをもたせた状態でしっかり固定されているか、医師や看護師2名以上で毎日確認します。

②「抑制を外しても問題ないか」の確認

患者の精神状態が安定しているか確認し、医師や看護師2名以上で抑制解除の可能性をアセスメントします。

「抑制解除可能」と判断した場合のケア

①まずは短時間解除してみる

抑制解除が可能であると判断したら、視認下で解除し、行動や言動を観察します。
危険行動が起きなければ、少しずつ解除時間を延長していきます。

②必要時は抑制を再開する

危険行動や不穏により、患者や他者に危険が及ぶ可能性があった際は、医師や看護師2名以上で患者の安全を考慮したアセスメントを行い、躊躇せず抑制を再開してください。
抑制再開後も、毎日、せん妄や抑制状態のアセスメントを行い、抑制を解除できる機会をうかがう姿勢が重要です。

（中谷美紀子）

文献

1. 日本看護倫理学会臨床ガイドライン検討委員会：身体拘束予防ガイドライン，2015. http://www.jnea.net/pdf/guideline_shintai_2015.pdf（2017.11.1. アクセス）
2. 厚生労働省身体拘束ゼロ作戦推進会議：身体拘束ゼロへの手引き〜高齢者ケアに関わる全ての人に〜，2001. http://www.ipss.go.jp/publication/j/shiryou/no.13/data/shiryou/syakaifukushi/854.pdf（2017.11.1. アクセス）
3. 和田健：せん妄の臨床ーリアルワールド・プラクティスー．新興医学出版社，東京，2012.
4. 日本総合病院精神医学会せん妄指針改訂班編：増補改訂せん妄の臨床指針せん妄の治療指針第2版．星和書店，東京，2015.
5. McCusker, J, M Cole, M Abrahamowicz, et al. Environmental risk factors for delirium in hospitalized older people. *J Am Geriatr Soc* 2001；49(10)：1327-1334.
6. Inouye SK, Westendorp RG, Saczynski JS. Delirium in elderly people. *Lancet* 2014；383(9920)：911-922.
7. Potter J, George J. The prevention, diagnosis and management of delirium in older people：concise guidelines. *Clin Med* 2006；6(3)：303-308.
8. Grover S, Ghormode D, Ghosh A, et al：Risk factors for delirium and inpatient mortality. *J Postgrad Med* 2013；59(4)：263-270.

 がんばっているのに、抑制も減らず、介入の成果もみえません…。

 漫然と抑制するのではなく、「目的」をしっかり認識しましょう。患者が、今、どのような状況なのか把握してかかわることが、効果的な対応の第一歩です。

倫理的な問題から、抑制廃止が推奨されるようになりました。抑制廃止は、もともと、老健施設などで行われていた認知症患者への抑制に関して、人権的な問題から廃止しようという運動がきっかけとなっています。しかし、抑制における倫理的な問題は、認知症患者に限らず、どのような患者でも、どのような分野でも存在しています。

ここで、みなさんに、少し考えていただきたいことがあります。「ひどく徘徊する認知症患者を抑制すること」と「生命維持のための治療を実施している患者の命を守るために抑制すること」は同意義でしょうか？

繰り返しますが、もちろん倫理的な問題は同じです。しかし、「徘徊によって職員の手を煩わせないように抑制すること」と、「命を守る管を抜かないように抑制すること」は、目的が異なっていると筆者は思うのです。

せん妄患者は、発症時、非常に怖い思いをしています。医療者全員がお化けに見え、たくさんのお化けが襲ってくるかのような錯覚にとらわれる患者も少なくありません。そのような状態であれば、お化けから逃れるために全力で暴れようともするでしょう。また、いくら医療者が薬を飲むように促しても、お化けから渡された毒は飲みたくないと感じれば、服薬拒否もするでしょう。

「いくら誠心誠意対応したって、改善しない…」とネガティブな感情に浸る前に、患者の置かれた状態を自分の身に置き換えて考えてみましょう。そのことがきっと、よりよいケア実践のヒントにつながるはずです。

（藤野智子）

3 病態別・せん妄ケアの具体策

高齢者のせん妄

　高齢は、せん妄発症の代表的な準備因子の1つです。
　加齢によって生理的な脳機能の予備力低下が起こり、認知症でなくとも**認知機能**の低下が生じます。脳器質性疾患や生活習慣病など、すでに複数の**身体疾患**を抱えていることも多いです。また、さまざまな変化に対する**適応力**も低下しており、入院や手術などによるストレスや、入院による環境の変化によっても、容易にせん妄を引き起こします。
　高齢者のせん妄に対応するためには、加齢によるさまざまな身体機能、精神的機能の変化を理解することが大切です。多くの要因が、若年者と違ってどう影響するのかを理解したうえでアセスメントする能力と技術が求められます。

Point① 苦痛の軽減と全身状態の改善を図る

　高齢者は、生理的な予備力が低下しているため、若年者ではあまり影響しないような比較的軽微な身体の変調でも、せん妄の発症に影響を与えます。

まずは「病態悪化」を疑う

　慢性心不全や**COPD**（慢性閉塞性肺疾患）＊1などがある高齢者が、**誤嚥性肺炎**を発症すると、容易に酸素化障害を起こします。
　ここでは「息苦しいと言っているのに、酸素マスクや点滴を抜こうとする心不全のある高齢者」を例にとって考えてみましょう。

心不全という病態から、まず、心拍出量の低下から脳への酸素供給が不足して**低酸素状態**となり、**せん妄**を引き起こしている可能性をアセスメントしなければいけません。この場合には、**酸素増量**を行い、**利尿薬**や**強心薬**などの投与が必要となります。
　ここで「興奮するから苦しくなる」と考えて鎮静薬投与や身体抑制を行ってはいけません。一時的に安静は保てても、原疾患やせん妄を根本的に解決することはできないためです。
　病態が変化してせん妄を引き起こしているのではないか、という視点でアセスメントし、的

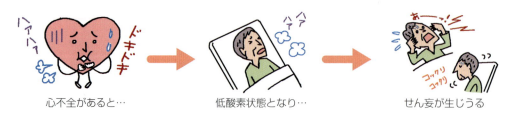

心不全があると…　　　低酸素状態となり…　　　せん妄が生じうる

＊1　COPD（chronic obstructive pulmonary disease）：慢性閉塞性肺疾患

確に対応することが重要です。

「緩和されない苦痛」の可能性も考慮する

せん妄は複数の要因が絡み合って発症しますが、高齢者はそもそも**準備因子**（加齢や既往歴など）を備えた状態にあるといえます。そのため、**直接因子**（身体疾患、薬剤の使用）、**促進因子**（環境の変化、安静）が加われば、せん妄発症の可能性はぐんと高まります。

全身状態の悪化や、緩和されない苦痛が、せん妄という形で表れる場合が多いため、身体症状の軽減や全身状態が悪化する前に改善を図ることが大切なケアとなります。

Point② 薬剤によるせん妄の長期化を考慮する

治療に用いられる薬剤が、せん妄に影響を与えることがあります ➡ P.128。

高齢者は、肝機能や腎機能が低下しているため薬剤が代謝されにくく、若年者に比べて**副作用**も出現しやすい状態にあります。

そのため、せん妄を引き起こしやすい薬剤を使用している場合は、薬剤の変更を検討することが重要です。

「抗精神病薬や睡眠導入薬」に要注意

せん妄患者は、**抗精神病薬**や**睡眠導入薬**を投与されていることがあります。不穏のある患者では、安全確保のために、頓用薬や点滴によって**鎮静**を図る場合もあります。高齢者の場合、それらの薬剤の効果が遷延している可能性も考慮しなければなりません。

「夜間に過活動型せん妄があり、鎮静を図ったもののうまく調整できず、日中も傾眠となり、誤嚥による肺炎を発症して全身状態が悪化し、せん妄も長期化した」などという連鎖を引き起こす危険性があります（図1）。

せん妄が長期化すると、認知機能や身体機能が低下することは、さまざまな研究で明らかとなっています。特に高齢者は、そのリスクが高い状態にあります。薬剤を使用する場合は、投与する**時間帯**、**投与回数**、**投与量**などを十分に

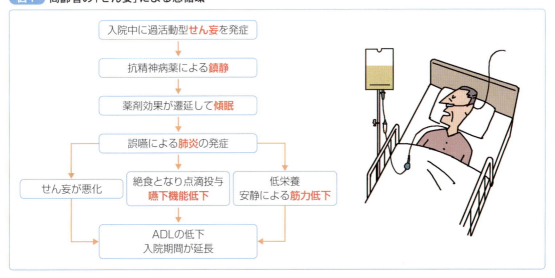

図1　高齢者の「せん妄」による悪循環

考慮することが重要です。

「非薬物的アプローチ」も大切

苦痛を取り除くことや環境を調整することで、せん妄が改善することもあります。薬剤を追加するだけでなく、非薬物的アプローチを充実させることも忘れてはいけません。

Point③ これまでの生活背景を把握してケアする

高齢者の短期記憶は失われやすい

高齢者の認知機能は低下しますが、何も認知できないわけではありません。

一般的に、短期記憶は喪失されやすく、長期記憶は保持されやすい傾向にあります。治療内容や生活制限、規則などは、喪失されやすい短期記憶に該当することを考慮して、理解を得られるまで繰り返し説明します。

しかし、十分に説明しても、なかなか理解を得られないことがあります。その際は、口頭で説明するだけでなく、行動で示しながら理解を促していきます(図2)。

高齢者は環境変化に適応しづらい

長年の生活のリズムやこだわり、価値観などを考慮することが大切です。

環境への適応力が低下するため、入院前との生活環境の変化に適応できず、心理的ストレスを抱えてせん妄を発症することがあります。すべてを入院前の生活環境に合わせることは困難ですが、入院前からの習慣やこだわりに合わせたケアの工夫や、メガネや腕時計など身のまわりの物を持参してもらうことなども効果的です ➡P.136。

認知症が潜在していることもある

加齢が進行する75歳以上(いわゆる超高齢者)になれば、診断されていなくても認知症が潜在している可能性があります。せん妄と認知症はいずれも認知機能障害があり、症状が似ているため、判別しづらいところがあります。

また、認知症や脳梗塞などの器質性疾患を基盤にせん妄を発症することは多く、せん妄の発

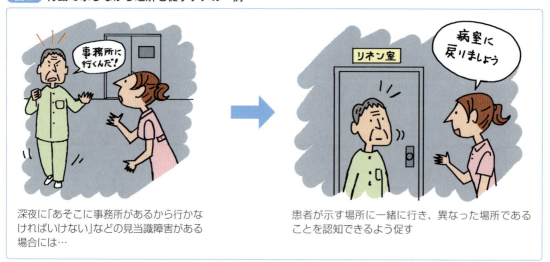

図2 行動で示しながら理解を促すケアの一例

深夜に「あそこに事務所があるから行かなければいけない」などの見当識障害がある場合には…

患者が示す場所に一緒に行き、異なった場所であることを認知できるよう促す

症が認知症に先行して起こることもあるため、見きわめは一層困難となります ➡P.26。

認知症の情報がある場合は、重症度を把握することが大切です。説明に対する認知度・理解度、ADL（食事、排泄、整容、更衣など）がどれくらい自立していたか、1人で生活できていたのか、どんな「こだわり」があるか、などの情報を整理するだけでも、ある程度、重症度を把握できます。

認知症の重症度によって、出現する症状や生活障害はさまざまで、対応の方法も異なることに留意してかかわりましょう。　　　（山下将志）

もっと知りたい Q&A

Q　認知症高齢者のせん妄には、どのようにかかわればいい？

A　環境・治療が変わる前のオリエンテーションが大切です。相手を尊重し、受容的に、統一した方法でかかわりましょう。

認知症のある高齢者は、環境や治療に変化があると混乱しやすくなります。そこから逃げるように怒ったり、過去の記憶が混同して混乱してしまったりするのです。

これらの変化に適応するためには、十分な説明が大切です。入院時や部屋移動前にオリエンテーションを行うと、認知症の症状軽減につながることもあります。医療者間でのかかわりを統一し、繰り返しコミュニケーションを図って現実への適応を促しましょう。

また、認知症高齢者は「自分の思いが受け入れられない」と感じると、より強く主張したり、怒ったりします。常に尊厳を持った態度で接し、発言に対してはまず肯定して受容的な態度で接しましょう。患者が「何を望んでいるか」うまく言葉で伝えられないことも多いため、思いを引き出すように優しく対応することが重要です。　　　（山下将志）

Q　昼間の覚醒を促したいのに、患者が嫌がります…。

A　無理に看護介入を行うのはやめましょう。タイミングや疲労度の見きわめが重要です。

せん妄ケアでは「生活リズムを整えること」が、とても重要です ➡P.88。

看護師は「昼間に寝ていると夜に眠れない」と考え、昼間の覚醒や活動を促すため、多くの看護介入を取り入れがちです。でも、その行為の意味を認知できない高齢者に対して、一方的に看護介入を進めたり、1人でできるようにがんばらせたりすると、認知症患者の苦手とする過剰刺激となり、混乱や心理的ストレスを招く恐れがあります。

生活援助のなかでも自立できる部分と医療者が代償したほうがよい部分を見きわめ、タイミングや疲労度などを考慮して援助することが重要です。　　　（山下将志）

文献

1. 茂呂悦子：せん妄であわてない．医学書院，東京，2011：118-123.
2. 和田健：せん妄の臨床─リアルワールド・プラクティス─．新興医学出版社，東京，2012：79-96.
3. 酒井郁子：高齢者が生活リズムを整えるためのケア．中島紀恵子，石垣和子監修，高齢者の生活機能再獲得のためのケアプロトコール─連携と協働のために，日本看護協会出版会，東京，2010：27-33.

3 病態別・せん妄ケアの具体策

急性期（術後、ICU）のせん妄

近年、せん妄に関する研究が進み、さまざまな要因が複雑に絡み合って生じることが明らかになってきました。

例えば、ICUでみられるせん妄と、高齢者施設などでみられるせん妄は、症状は同じでも、異なるメカニズムによって起こっていると考えられます（図1）。また、同じICUに入院中の患者でも、そのメカニズムが異なっている場合もあります。

ここでは、急性期である術後やICUで起こるせん妄について学びましょう。

Point① せん妄を急性脳機能障害として考える

急性期領域では、せん妄は急性脳機能不全と考えられています。全身性の炎症に伴って腎機能障害や肺機能障害が起こるように、脳に障害が起きた状態がせん妄（急性脳機能障害）であるという考え方です。

つまり、急性期領域では「せん妄は、ただの精神的な混乱ではなく、重要な臓器障害の1つ」、すなわち**多臓器不全**の1つとしてとらえるのです。

図1 せん妄のとらえ方：領域による差異

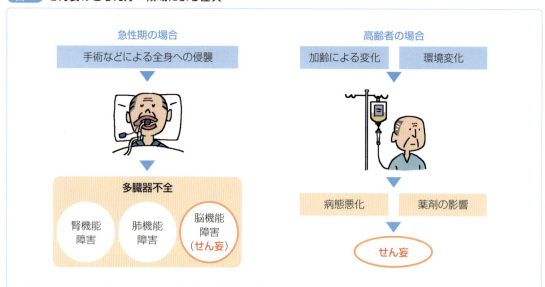

せん妄を「ケアする」

Step 2

急性期領域では、せん妄発症のリスクが高い

急性期領域でのせん妄発症率は80％以上との報告もあります[1]。

また、せん妄の発症率は、**重症患者**や**人工呼吸管理中**の患者で高いとされています。

人工呼吸管理中の患者83.3％[2]、人工呼吸管理中の患者に限らないICU患者で36％[3]、さらに、内科/外科病棟に入院している70歳以上の患者の9％[4]にせん妄が認められるという報告があります。

急性期領域では、せん妄による悪影響が特に大きい

せん妄の要因としては、さまざまなものが特定されています ➡P.28 。

集中治療を必要とする患者は、疾患の**急性増悪**や**手術**、**過大侵襲**への曝露などによって、全身状態が不安定となっています。そのため、高度の医療介入なしには生命が維持できない場合も少なくありません。

また、生命維持のために**気管挿管**や**中心静脈ライン**、各種**ドレーン**など、さまざまな医療処置や多くの薬剤、医療機器が使用されています。身体の自由が損なわれ、意思の伝達も制限される状況にある場合も多いです。

このような状況でのせん妄の発症は、患者にとって非常に不利益な結果を招きます。

せん妄を発症した場合、人工呼吸管理期間が延長することでICU入室期間が長引き、**不動化**に伴う合併症のリスクも増加します。

また、カテーテル類の抜去・**事故（自己）抜去**も増えるなど、時には致命的な結果につながります。

ここで差がつく！エキスパートのコツ

- 術後（急性期）に注意すべきその他のトラブルには、徘徊や転倒・転落があります。

- 患者が自分のおかれた状況を理解できず、安静を保てないだけでなく、時に、病室を抜け出したり、暴力をふるったりもするため、対応に苦慮する場面も多いことでしょう。

- 徘徊や転倒・転落への対応としては、巡回の強化や視認性の良い位置への移動が必須となります。

- 場合によっては離床センサーや身体抑制を考慮する場合もあります。

上記の他、治療や検査への協力・同意が得られないこともあります。そのような場合は、家族などに同意をもらうこととなります。急にせん妄になった家族からもせん妄への理解と協力が得られるよう、あらかじめ説明しておくと対応がスムーズです。

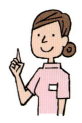

さらに、入院期間の延長は、医療費の上昇をもたらします。

このような偶発的事故から患者を守ることは医療者の責務です。そのためには、せん妄の発症を未然に防ぐ努力が必要です。

同時に、せん妄を発症した患者に対する迅速かつ適切な対処も必要です。

Point② 客観的評価、病態把握、チーム対応がカギ

せん妄評価は「1日数回、連日実施」が理想

せん妄へのアプローチでまず重要なことは、いかにしてせん妄を正しく発見するかです。せん妄は見逃されやすく、特に低活動型せん妄の発見は難しいとされています。

看護師の経験に基づいた評価では、せん妄とその症状の70〜80％が見落とされている、という報告もあります[5]。

経験のみに頼って評価するのではなく、せん妄の定義や特徴・症状などに関する理解を深

ここで差がつく！エキスパートのコツ

- せん妄評価は一度きりではなく、継続して行うことが重要です。早期に発見・対処できるよう、日勤1回/夜勤1回など、継時的に評価するとよいでしょう。
- 「日中は元気がなく、おとなしかった（低活動型せん妄）が、夜、急に不穏状態になった（過活動型せん妄）」など、1日の中でもせん妄の症状の出方に変化がある場合もあります。

表1　せん妄の直接因子（身体的要因）と看護ケア（例）

せん妄の身体的要因	主な看護ケア
中枢神経障害 （低酸素脳症、脳血管障害など）	● 二次性脳損傷の予防（低酸素の予防、高CO_2血症の予防など）
呼吸障害 （低酸素血症、呼吸不全、無気肺など）	● 排痰援助、確実な酸素投与など低酸素血症を予防するための呼吸ケア ● 酸素消費量を増やさないようなケア ● 患者の状態に応じた酸素化が図れているか確認
循環障害 （血圧低下、不整脈、ショックなど）	● バイタルサイン測定、薬剤の管理
代謝障害 （血糖値異常、腎不全、肝不全、脱水、電解質異常など）	● 血液データの確認（電解質、腎機能、栄養状態） ● in-outバランスの確認 ● 皮膚や粘膜の状態を観察 ● 飲水を促す
感染症 （発熱、肺炎、カテーテル感染など）	● スタンダードプリコーション、清潔ケア、体温管理 ● 血液データの確認（WBC、CRPなど） ● 不要なライン類を抜去する
薬剤（鎮静薬、麻薬、昇圧薬など）	● 鎮静レベルの評価、薬剤の調整 ● せん妄を誘発する薬剤の有無を確認 ● せん妄治療薬の副作用の有無を確認
疼痛 （疾患による痛み、治療による痛みなど）	● 疼痛管理、安楽な体位の工夫など　痛みの評価をし、積極的に除痛を図る ● 疼痛スケールを用いて、疼痛を評価　　**術後の疼痛管理は、特に重要！**
不快な感覚 （各種ルート、ドレーン、体動不能など）	● 環境整備、ルート整備、リハビリテーションなど

め、信頼性と妥当性が確認されたツールを用いて評価することが重要です ➡P.34。

また、せん妄の見逃しを防ぐには、定期的かつできるだけ多くの患者に評価を行うことが求められます。理想としては、1日数回、連日評価を実施して、スクリーニングする必要があるでしょう。

これらを実施できる環境を整えるためには、スタッフに対するせん妄評価の啓発に加え、簡便で、皆が使いやすいツールを選択することが大切です。

直接因子の改善が最優先

急性期のせん妄ケアにおいて、まず大切なのは、**病態把握**です。

せん妄の準備因子に加え、せん妄を引き起こしている直接因子（身体的要因）や、せん妄を増悪あるいは継続させている促進因子が何であるかを調べます。

直接因子があれば優先して改善し、並行して促進因子に対して介入していきます。

急性期の患者において、せん妄の直接因子と看護ケアの一例を表1に示します。

チームアプローチが重要（図2 ➡P.114）

せん妄対策では、さまざまな要因に対応する必要があり、その解決には看護師個々の力では対応しきれない部分が多くあります。

厚生労働省による「チーム検討会」では、せん妄へのチーム医療の必要性が示されています[6]。つまり、**せん妄対策**においても、**チーム医療**は大変重要だと考えられているのです。

多職種からなる医療チームを形成することにより、それぞれの専門性を活かしてせん妄対策を検討し、多面的な介入・評価を行うことが可能となります。

（小原秀樹）

もっと知りたい Q&A

Q せん妄ケアチームでは、具体的に、どのような活動をするの？

A 大きく「直接ケア」「コンサルテーションや緊急介入」「教育・管理」の3つに分けられます。

せん妄ケアチームは、せん妄患者やせん妄リスク患者に対する適切な予防・初期介入を行うことで、患者のQOLの向上や入院期間の短縮、病棟スタッフの業務負担や心理的ストレスなどの軽減を図ることなどを目的として活動します。

また、その活動の効果として、せん妄の発症率の低下やせん妄持続期間の短縮・重症化の予防、せん妄の原因となる苦痛の除去や適切な治療の継続が挙げられます。

当院のせん妄ケアチームは、以下の3チームで構成されており、互いに連携・協働し、せん妄ケアを実施しています。

- **直接ケアチーム**：せん妄予防・発見・対応を実際に行う看護師や担当医、病棟薬剤師が参加し、**直接せん妄ケア**を実施します。
- **リソースチーム**：精神科医や専門・認定看護師などにより、せん妄治療に関する**コンサルテーション**や患者への**緊急介入**を行います。また、**病棟ラウンド**を行い、せん妄患者やせん妄リスク患者のスクリーニングとケア相談を実施しています。
- **マネジメントチーム**：せん妄ケアに関連した**職員教育**や**管理**面での役割を担います。

（小原秀樹）

図2　多職種によるせん妄対策チーム（例）

病棟看護師
- せん妄スクリーニングを行い、せん妄ハイリスク患者を同定し、予防的介入を行う
- せん妄スクリーニングツールを用い、早期発見・介入に努める
- せん妄発症時には、重症度評価や症状の観察、環境調整、薬効のモニタリングを行う

薬剤師
- せん妄を惹起する可能性のある薬剤の管理を行うとともに、病態に応じた薬剤を提案する

理学療法士・作業療法士
- 運動機能の低下に伴う廃用症候群の予防や早期離床を推進する
- 日常生活動作の改善と生活リズムの構築をめざす

専門看護師・認定看護師
- 各職種が円滑に連携できるよう、チーム内のマネジメントを行う

精神科医
- せん妄の診断、薬物療法を行う
- 患者・家族へわかりやすく情報提供する

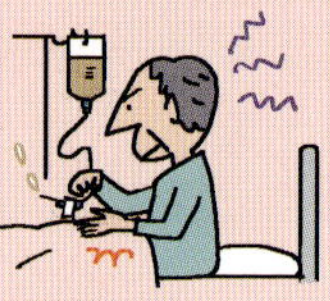

医療安全管理部
- 院内で発生したインシデント・アクシデント事例のうち、せん妄に関連する事例について、チームスタッフと情報共有し検証する

主治医
- 身体症状の評価を行い、せん妄の原因に対する治療を行う
- せん妄の促進因子である原疾患だけでなく、疼痛や便秘などの不快要素も評価し、治療的介入を行う
- 行動制限や点滴・ドレーンを必要最小限に抑えるとともに、患者・家族へわかりやすく情報提供する

医療情報管理部
- 定型化した書式を電子カルテへ展開し、情報を一元管理する

（中央：せん妄患者）

文献

1. 日本集中治療医学会J-PADガイドライン作成委員会：日本版・集中治療室における成人重症患者に対する痛み・不穏・せん妄管理のための臨床ガイドライン．日集中医誌 2014；21：539-579．
2. Ely EW, Shintani A, Truman B, et al. Delirium as a predictor of mortality in mechanically ventilated patients in the intensive care unit. *JAMA* 2004；291：1753-1762.
3. Thomason JW, Shintani A, Peterson JF, et al. Intensive care unit delirium is an independent predictor of longer hospital stay：a prospective analysis of 261 non-ventilated patients. *Crit Care* 2005；9：R375-R381.

せん妄を「ケアする」

Step 2

もっと知りたいQ&A

 最近、話題のPICSって何？ せん妄とも関係あるの？

 集中治療を受ける患者と家族が受ける悪影響の総称がPICSです。
PICSの要因と、せん妄の要因は、非常に似ているとされています。

　最近、集中治療を受ける重症患者は、身体侵襲だけでなく精神や認知へのダメージを受けていること、加えて、家族にも心理負荷がかかっていること、そして、その影響は、ICU在室中から退院後まで影響することが明らかになりました。これらの影響を総称したのがPICS（post intensive care symdrome）です（図）。

　PICSの発生要因には、感染症や薬剤の有害事象などの**医療介入因子**と、アラームの音や面会制限などの**環境・精神的因子**があるといわれています。

　せん妄は、一過性で数時間から数日間で改善する病態ですが、発症に関する要因は、PICSの要因と非常に似通っており、PICSによるうつ状態なのか、低活動型せん妄なのかを見分けるのは困難かもしれません。しかし、退院後まで長期間に渡って影響する症候群を起こさないよう、早期からの予防が重要とされています。

　PICSの予防ケアとしては、早期からの身体状況の安定化、日中覚醒、鎮静薬の適正使用、人工呼吸器離脱に向けた自発呼吸トライアルの実施、早期リハビリテーションなどがあります。つまり、集中治療を受ける重症者であっても、一時も早く普段の生活環境に戻れるよう、心身ともに集中的なサポートをすることが重要ということです。

（藤野智子）

図　PICSの考え方

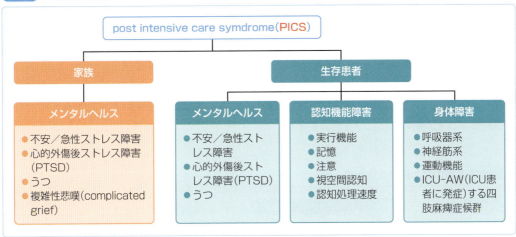

Needham DM, Davidson J, Cohen H, et al. Improving long-term outcomes after discharge from intensive care unit：report from a stakeholders' conference. *Crit Care Med* 2012；40(2)：502-509.

4. Ouimet S, Kavanagh BP, Gottfried SB, et al. Incidence risk factors and consequences of ICU delirium. *Intensive Care Med* 2007；33：66-73.
5. Inouye SK, Foreman MD, Mion LC, et al. Nurses' recognition of delirium and its symptoms：comparison of nurse and researcher ratings. *Arch Intern Med* 2001；161：2467-2473.
6. 厚生労働省チーム医療推進方策検討ワーキンググループ（チーム医療推進会議）：「チーム医療推進のための基本的考え方と実践的事例集」報告書．厚生労働省，平成23年6月．
7. 茂呂悦子編：せん妄であわてない．医学書院，東京，2011．

3 病態別・せん妄ケアの具体策

がん患者のせん妄

Point① せん妄とがんの進行・増悪は関連している

　がん患者におけるせん妄は、あらゆる治療の段階で認められます。入院前からせん妄症状を呈している患者もいますが、高い確率で**入院中**にせん妄を発症することが、これまでの研究からもわかっています[1]。

　がん患者は、がんを治すため入院治療が多く行われ、患者は生活環境の変化を余儀なくされます。それだけでも不安が募り、せん妄を発症する誘因となります(図1)。

　がん患者における直接因子は、表1[2]のように、がんの発生によるものや、がんの進行に伴う身体変化が大きく影響します。そこにさまざまな因子が影響して、せん妄が発症しますが、その発症機序はまだ明らかにはなっていません。

　しかし、前述したようにがんの進行や増悪に密接に関係しているため、**身体アセスメント**がせん妄の予防にも重要となります。

　治療に関連したせん妄においても、環境変化や心理的ストレスなどの誘発因子(促進因子)、高齢などの準備因子など、そのリスクを正しく評価し、発症の要因を減少させ、生じさせないようにすることが重要です。がん治療によるせん妄は、正しいアセスメントと対応を行えば、症状が改善することを知っておくことも、重要なポイントとなります。

　ここでは、**がん治療**に伴って生じるせん妄に焦点をあてて考えていきましょう。

図1　がん患者のせん妄のとらえ方

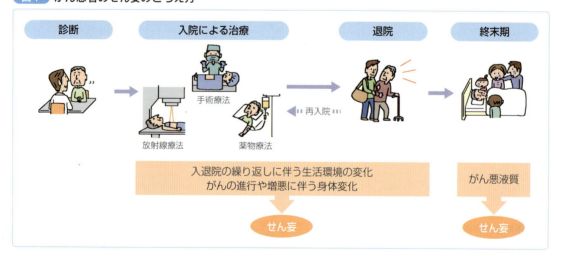

表1 がん患者のせん妄を生じさせる因子

	要因	具体例
準備因子	年齢	高齢(特に70歳以上)
	脳の器質的病変の存在	脳血管障害の既往
	認知機能障害	認知症
誘発因子 (促進因子)	環境の変化	慣れない入院環境/短期入院の繰り返し
	感覚遮断	暗闇、視力・聴力障害
	睡眠・覚醒リズムの障害	夜間の処置
	可動制限	身体拘束(抑制)、強制臥床
	不快な身体症状	疼痛、呼吸困難、便秘、排尿障害・尿閉
	心理的ストレス	術前のうつ状態
直接因子	腫瘍による直接効果	脳転移、髄膜播種
	臓器不全による代謝性脳症	肝臓、腎臓、肺、甲状腺などの障害
	電解質異常	高カルシウム血症、低ナトリウム血症
	治療の副作用	手術、化学療法、放射線療法
	薬剤性	オピオイド類、抗うつ薬、ベンゾジアゼピン系薬剤、抗コリン性薬剤、ステロイド
	感染症	肺炎、敗血症
	血液学的異常	貧血
	栄養障害	全身性栄養障害(低タンパク血症)
	腫瘍随伴症候群	遠隔効果、ホルモン産生腫瘍

明智龍男：サイコオンコロジー がん患者に対する精神神経学的アプローチ．日本耳鼻咽喉科学会会報2015；118(1)：3．より一部改変のうえ転載

Point② 低侵襲の手術でも、せん妄は起こりうる

がんの局所治療として、**手術療法**が行われます。近年は手術の技術が向上し、侵襲の少ない、患者のQOLを維持できる手術が行われるようになっています。

技術が向上した結果、**高齢者**に対しても、手術を行うことが増えてきました。しかし、高齢者のほうが、若年者より有意にせん妄を発症するという報告もあります[3]。

進行がん患者は、ただでさえハイリスク

進行がんの患者は、通常よりサイトカインが産生されやすい状態にあります。

例えば、**消化器がん**が進行している患者の場合、食事摂取が困難になり、低栄養をきたしているときには、貧血が進み、電解質バランスが崩れます。また、**肺がん**が進行している患者の

場合、体内の酸素含有量が減少し、低酸素症を引き起こす可能性もあります。

そのような**進行がん**の患者に手術を行うと、さらに抗原抗体反応が生じ、白血球が増加し、炎症性サイトカインが産生されます。

加えて、せん妄の直接因子である中枢神経に影響する**麻酔薬**の使用や**創痛**の出現、**ドレーン挿入**による行動制限やICU入室などの環境変化に伴う誘発因子と、がんによる身体的な直接因子が影響し合うことでせん妄が出現すると考えられます。

多くの文献でも述べられているように、術前にがんの影響およびあらゆる直接因子をアセスメントし、環境を整えるなどの予防を行うことがとても重要です。

考えてみよう！　こんなケース
がん手術療法に伴うせん妄

▶事例

食道がん術後3日目のGさん（60歳代、男性）。胸部食道全摘、後縦隔再建、リンパ節3領域郭清術を行い、2日目にICUより帰室した。

日中より、ソワソワと落ち着かない様子があり、つじつまの合わないことを言っていたため、Gさんと家族の了承を得て、チューブの再固定と身体抑制を行った。

しかし、夜間の巡視時に訪室したところ、鼻から挿入されていた減圧チューブを事故（自己）抜去していた。

Gさんは「先生が来て、このチューブを抜いていいと言ったんだ。でも、抜いてから、看護師さんに抜いてはいけないと言われたのを思い出し、まずいと気づいた」と話した。その後は順調に回復した。

▶どうすればよかった？

Gさんには、日中から「落ち着かない様子」がみられています。つまり、この時点で、すでにせん妄が発症していたと考えられます。対応した看護師も、夜間の事故（自己）抜去のリスクを予測し、チューブの再固定と身体抑制を行っています。

残念なのは、これらの情報が、夜勤の看護師にうまく伝わっていなかったことです。「なぜ、再固定と身体抑制を行ったのか」までしっかり伝えられていたら、事故（自己）抜去に至らずに済んだかもしれません。

また、「身体抑制の方法は、Gさんの状態に合っていたか」についても考えてみるとよいでしょう。事故（自己）抜去のリスクがある患者には、抑制具が使用されることが多いと思いますが、抑制具を外したり、すり抜けたりする患者もいます。体格や安静度などを確認しながら、検討していく必要があったかもしれません。

▶対応のポイント

- 「環境の変化があった」という観点で、時間ごとのアセスメントを行うことが大切です。各勤務帯同士で、日中での離床の状況や言動などの情報を確認しておきましょう。
- 状況によっては「家族の協力が得られるか」も確認する必要があります。
- 術後早期の患者（Gさんは食道がん術後3日目）は、まだ、術後の急性期から脱しておらず、心身ともに変化しやすい状況にあります。このことを、皆で理解してかかわることが必要です。

Point③ 化学療法では支持療法によるせん妄にも注意する

抗がん薬によるせん妄のリスク

殺細胞性抗がん薬

がん化学療法で使用される殺細胞性抗がん薬は、がん細胞だけでなく、正常細胞にも作用します。がん化学療法で生じる種々の副作用は、細胞分裂の速い細胞が影響を受けるために生じるのです。悪心・嘔吐、食欲不振、脱水、便秘、下痢、骨髄抑制に伴う感染症など、抗がん薬の副作用は、患者にとって大変つらい症状です。その苦痛が、せん妄発症の引き金となります。

フルオロウラシルは、白質脳症を起こす可能性のある薬剤です。また、シスプラチンは腎機能障害を起こす可能性があることから、電解質バランスが崩れるリスクがあります。これらの影響により、せん妄が生じやすくなります。

考えてみよう！ こんなケース
がん化学療法に伴うせん妄

▶事例

食道がんで、胸椎転移により、車椅子で生活しているHさん（50歳代、男性）。医療者に対してていねいに応対する患者である。病勢を抑えるためにFP療法（フルオロウラシル＋シスプラチン）を実施することとなった。

化学療法の開始前に、ハイドレーション（大量輸液）に備えて、尿道留置カテーテルが挿入された。また、治療開始後、悪心が強く出現したが、Hさんは「つらい」とも言わず、ずっと黙っていた。

その後、発語が減り、点滴や尿道留置カテーテルを無視して動こうとするようになった。

尿道留置カテーテルが抜去でき、悪心が消失して少しずつ食物摂取ができるようになると、Hさんの言動も以前と同様に戻った。

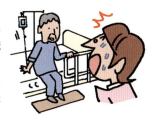

▶どうすればよかった？

Hさんに対して行われたFP療法では、白質脳症を引き起こしうるフルオロウラシルと、腎機能障害を引き起こしうるシスプラチンを用います。加えて、Hさんには、シスプラチンによる腎機能障害を予防するために、ハイドレーション（大量輸液を行って強制利尿を促す方法）が行われています。

つまり、Hさんの場合、通常以上に電解質バランスが崩れやすい状況下で、尿道カテーテル挿入や悪心などによる苦痛も加わることから、せん妄発症リスクが非常に高かったと考えられます。

また、Hさんは「悪心があっても、つらいと言わない」ことから、がまん強い性格であると推察できます。「普段はていねいな受け答えをしている」ことから、看護師に対する遠慮があるとも推察できます。苦痛の有無・程度を、より注意深く観察しておく必要があったかもしれません。

▶対応のポイント

- 治療の影響によって、せん妄が出現する可能性があることを理解しましょう。例えば、FP療法の場合は、以下のようなリスクが考えられます。
  ①副作用予防のための輸液で、電解質バランスが崩れる可能性があること
  ②悪心・嘔吐が出現しやすいため、食事摂取ができなくなり、生活リズムを保てなくなること
- 上記に示した治療による影響だけでなく、その他の要因と合わせてアセスメントすることが必要です。

また、血液・造血器がんの場合、化学療法によって腫瘍が崩壊し、高カリウム血症や高リン酸血症など、せん妄を引き起こしうる電解質バランス異常（＝腫瘍崩壊症候群）が生じます。

分子標的薬、免疫チェックポイント阻害薬

近年、新薬や適応がん種が増えている分子標的薬や免疫チェックポイント阻害薬も、特徴的な副作用が出現します。現時点では、せん妄につながる副作用は報告されていませんが、副作用による苦痛がせん妄発症の引き金となる可能性がないとはいえません。

支持療法薬によるせん妄のリスク

抗がん薬治療の支持療法に使用される薬剤のうち、ステロイドは、せん妄を生じる可能性が高いといわれています。高用量（60mg／日以上）の場合や、急激な増量・中止などで生じやすいといわれるため、管理には注意が必要です。

外来移行に伴うせん妄のリスク

現在、がん治療の場は、外来に移行しつつあります。しかし、中心静脈ポート造設後の化学療法導入や経口抗がん薬の導入などでは、短期入院をすることがあります。環境が目まぐるしく変化し、予測できない副作用が出現することは、せん妄を引き起こす可能性があります。

患者が安心して治療を受けられるように、家族とともに環境を整え、治療をイメージできるようなオリエンテーションの実施も重要です。

Point④ 放射線療法によるせん妄は減りつつある

放射線療法は、がん細胞内の核のDNAを損傷させ、死滅させる目的で行われます。しかし、放射線は、がん細胞だけでなく、正常細胞にも照射されるため、放射線宿酔や皮膚障害、粘膜障害などの有害事象が生じます。

現在は放射線装置の精度が向上したため、脊髄や中枢神経を避けての照射が可能となり、せん妄が生じる可能性は減少しています。

ただし、脳腫瘍に対する全脳照射では、脳浮腫からせん妄が起こる可能性が高くなるため、留意が必要です。

Point⑤ オピオイドの開始・増量後はせん妄が生じやすい

がん自体が原因となって生じる痛みをがん性疼痛といいます[4]。がん性疼痛には、体性痛、内臓痛、神経障害性疼痛があり、がんと診断された時点から出現している可能性があります。その場合は、疼痛の種類を判断して、その患者の疼痛の種類に合った鎮痛薬を投与します。

体性痛や内臓痛などの場合は、医療用麻薬（オピオイド）が有効です。世界保健機関（WHO）の3段階除痛ラダー（図2）に沿って、その疼痛の強さに合わせてオピオイドの強さを変更していきます。

オピオイドは、オピオイド受容体を介して鎮痛作用を示しますが、その一方で、副作用も引き起こします。せん妄は、オピオイドによる副作用の1つです。特に、投与開始初期やオピオイド増量時に、せん妄が起こりやすいといわれています。

せん妄の原因を多角的に評価し、オピオイドが原因として強く疑われる場合、減量を検討する必要があります。さらに抗精神病薬の投与や、他のオピオイドへの変更（＝オピオイドスイッチング）を検討します。

図2 WHOによる3段階除痛ラダー

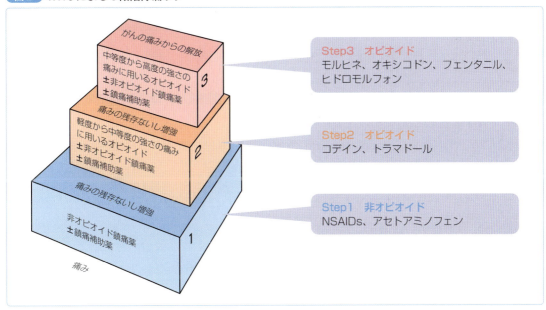

Point⑥ がん患者のせん妄にも多職種チームで対応する

　これまで、せん妄ケアは、集中ケア認定看護師や急性・重症患者看護専門看護師などを中心に、ICUでのアプローチを中心に行われてきました。しかし、現在、がん治療中のせん妄に対する効果的な介入(**DELTAプログラム**)[5]など、新しい取り組みが始まっています。

　DELTAプログラムは、看護師、薬剤師、医師がそれぞれの役割に基づき、リスクの評価と予防・治療の対応を行うものです。がん患者のせん妄に対しても、組織での対応が重要となります。

（三浦里織）

文献

1. Uchida M, Okuyama T, Ito Y, et al. Prevalence, course and factors associated with delirium in elderly patients with advancer cancer：a longitudinal observational study. *Jpn J Clin Oncol* 2015；45(10)：934-940.
2. 明智龍男：サイコオンコロジー がん患者に対する精神神経学的アプローチ．日本耳鼻咽喉科学会会報2015；118(1)：1-7．
3. 辻田英司，前田貴司，他：80歳以上の高齢肝細胞癌患者に対する肝切除の治療成績．日本外科系連合学会誌2013；38(2)：218-223．
4. 余宮きのみ，森田達也：用語の定義と概念．日本緩和医療学会 緩和医療ガイドライン委員会監修，がん性疼痛の薬物療法に関するガイドライン2014年度版，金原出版，東京，2014；13．
5. 佐々木千幸：がん患者のせん妄 予防・早期発見・ケア デルタプログラムの紹介．がん看護2015；20(5)：526-529．
6. 土屋誉，髙橋誠，他：高齢者胃がん患者の術後早期回復のための課題—当院で行っている周術期管理—．静脈経腸栄養2014；29(6)：1307-1315．
7. 田中登美：治療期のせん妄ケアのゴール設定．がん看護2015；20(5)：503-507．
8. 河野佐代子：せん妄のケアの展開 手術，術後せん妄．がん看護2015；20(5)：515-518．
9. 橋本裕：高齢がん患者の術後せん妄とケア．がん看護2016；21(2)：224-230．
10. 西村裕美子：せん妄のケアの展開 化学療法．がん看護2015；20(5)：519-522．

もっと知りたい Q&A

 がん患者のせん妄に対する「DELTAプログラム」って何？

 入院中のせん妄患者に対する多職種による初期介入プログラムです。
対象となるのは、すべての入院患者です。

　DELTAプログラム（delirium team approach program）は、国立がん研究センター東病院で開発された、入院中のせん妄に対する多職種（医師、看護師、薬剤師など）による初期介入プログラムです。せん妄によって生じる患者の身体損傷のリスクの減少や、医療スタッフの対応スキルの向上を目的としています（図）。

図　DELTAプログラムの構成

DELTAプログラム：教育プログラムと運用プログラムから成る

教育プログラム
- 90分のセッションが基本
- せん妄の症状評価トレーニングを動画を用いて行い、講義では伝わりにくい観察ポイントを視覚で提示する
- せん妄への対応を実践するロールプレイを含め、行動にアプローチすることをめざした要素を盛り込み、即実践につながる

「すばやい対応」と「系統立った対応」が可能に

運用プログラム
- 対応の流れをシート1枚にまとめた
- シートを見れば「何をすればよいか」がすぐにつかめる

DELTAプログラムを用いたせん妄への系統的な対応のながれ

患者入院
↓
【予防】
看護師：リスク評価（アセスメントシート） ← 薬剤師：持参薬確認（リスク薬剤確認）
↓ ハイリスク群の同定
看護師：予防的対応（脱水予防、疼痛評価） ← 主治医：予防的対応（多剤併用）、せん妄時の指示変更
↓
【早期発見】
看護師：定期的なせん妄のモニタリングを実施
↓
看護師：せん妄早期発見、原因に応じた早期対応開始（アセスメントシート） ← 主治医：せん妄の原因治療開始
↓
せん妄改善

小川朝生：「DELTAプログラム」ってどんなもの？．エキスパートナース　2017；33(12)：56-57．より転載

せん妄を「ケアする」

DELTAプログラムでは、入院してきた患者全員に、作成されたアセスメントシートを使用して、看護師と薬剤師によるせん妄のリスク評価を行います。そして、せん妄のリスクがある場合はその予防を行います。また、せん妄と判断した場合には医師に連絡してせん妄の治療やケアを早期に対応できるというプログラムです。（三浦里織）

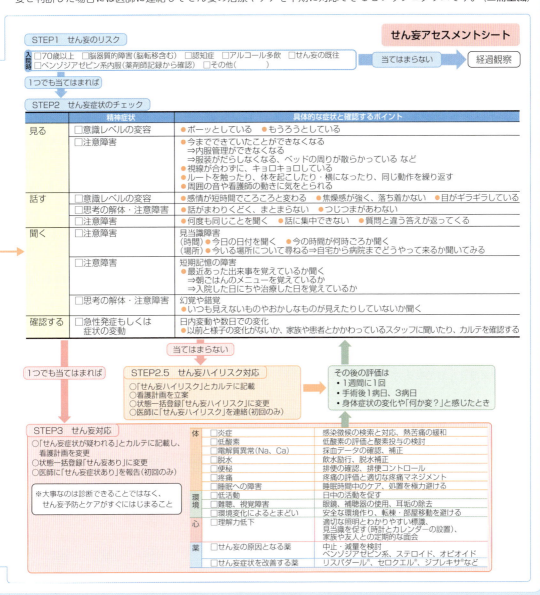

3 病態別・せん妄ケアの具体策

がん終末期患者のせん妄

Point① がん終末期には不可逆的なせん妄が生じる

終末期せん妄は、がん悪液質によって生じる

がんは、患者の体内で栄養を搾取し、増殖し、代謝が亢進されて患者が衰弱していきます。その状態を**がん悪液質**といいます。EPCRC[*1]ガイドラインでは「従来の栄養サポートで改善することは困難で、進行性の機能障害をもたらし、著しい筋組織の減少を特徴とする複合的な代謝障害症候群である。病態生理学的には、経口摂取の減少と代謝異常によるタンパク、エネルギーバランスを特徴とする」[1]と定義されます。

全身の炎症反応による代謝障害が進行すると、栄養障害が不可逆的となります。その状態を**不可逆的悪液質**といい、終末期せん妄の直接因子となります。不可逆的悪液質のがん患者の85%以上がせん妄を発症する[2]ともいわれます（図1）。

終末期せん妄が回復する見込みは、ほとんどありません。

治療対象となるのは「過活動型せん妄」

終末期せん妄も、興奮・幻覚が特徴的な**過活動型**と、意識が抑制され、ウトウト眠っている時間が長くなる**低活動型**に分けられます（臨床的には混合型も多い）。

終末期には、過活動型せん妄を回避し、**穏やかさ**を取り戻すことが、治療の目標となります。低活動型せん妄は、平穏に経過しているようにみえるため、ほぼ治療対象とはなりません。

図1 終末期せん妄の考え方

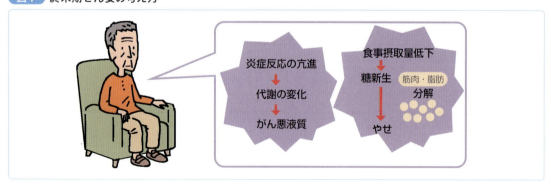

*1　EPCRC：European Palliative Care Research Collaborative、上質な緩和ケアの提供を目的としてEUの研究・技術枠組み計画に関連して設立された国際協力プロジェクト。

表1 終末期せん妄で鎮静を考える際の主な検討項目

項目	評価すべき点
環境調整	照明・日付・時間などの生活リズムの調整、カテーテルや身体抑制などの苦痛、療養場所の選択
治療可能な原因の探索・治療	高カルシウム血症、低ナトリウム血症、高アンモニア血症、感染症、低酸素血症、血糖異常、脱水、脳腫瘍など
薬剤の調整	オピオイド鎮痛薬、副腎皮質ステロイド薬、H_2ブロッカー、抗コリン薬、輸液量、抗ヒスタミン薬、インターフェロン、ジギタリスなど
緩和されていない苦痛の治療	疼痛、呼吸困難など
排泄による不快の有無	残尿、便秘など
向精神薬の投与	ベンゾジアゼピン系薬剤、抗うつ薬など

Point② 「在宅」を視野に入れて考える

現在、終末期にあるがん患者に対して、在宅で看取りを行うケースが増えています。

不可逆的悪液質の患者がせん妄を発症した場合、回復しないことを前提に、在宅における治療や家族ケアを行う必要があります。

せん妄症状と苦痛・疼痛を見きわめる

せん妄は、家族や介護者を動揺させます。

患者が過活動状態にあるとき、家族は「患者が疼痛や耐えがたい症状に苦しんでいる」と不安や恐怖に陥ります。しかし、それがせん妄による症状であれば、患者が実際に苦痛を感じているとは限りません。

せん妄の症状と疼痛・苦痛の違いを十分にアセスメントすることは、家族や介護者が患者を安心して看ることができ、医療者が必要な治療を判断するのに役立ちます。

「耐えがたい苦痛」には鎮静を検討する

患者自身が"耐えられない"と表現する場合や、家族や医療チームが"患者にとって耐えがたい"と十分に推測できる場合[2]を、耐えがたい苦痛といいます。耐えがたい苦痛は鎮静の対象であり、そのなかにはせん妄も含まれます。

鎮静が開始されるのは、すべての治療が無効で、患者の希望と全身状態・予測される生命予後までに有効で、かつ、合併症の危険性と侵襲を許容できる治療手段がないと考えられる場合です。せん妄の場合は、表1を十分に評価したうえで鎮静の必要性の有無を検討し、医療チームと家族とともに決定します。

深い鎮静の第一選択薬はミダゾラム（ドルミカム®）[3]です。ミダゾラムが有効でない場合には、フルニトラゼパム（サイレース®）、バルビツール酸系薬剤、プロポフォール（ディプリバン®）などが使われます。

鎮静を開始したら、患者の尊厳に配慮して声かけや環境整備、清潔ケアや排泄ケアを患者に代替して行います。さらに家族の心配や不安を傾聴し、悲嘆反応へのケアを行います。加えて「死に近づけてしまったのではないか」と揺れる家族の心を受け止め、家族と一緒に患者のためにできるケアを行います。

（三浦里織）

考えてみよう！ こんなケース
がん終末期のせん妄

▶事例
胃がん術後で、肝臓転移・肺転移があり、ベストサポーティブケアを行うために入院したIさん。徐々にがん悪液質が進み、呼吸困難や内臓痛が出現して、Iさんは耐えがたい苦痛を訴え、不穏状態へと陥った。それに伴い、家族も、穏やかだったIさんの変化に不安を訴えるようになった。

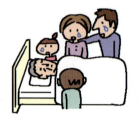

▶どうかかわる？
医療チームは、Iさんの状態をアセスメントし、鎮静が必要と判断。家族にも説明した結果、鎮静開始となりました。看護師は、Iさんの意識状態や呼吸状態を評価し、苦痛の程度も定期的に評価しました。さらに、Iさんへの対応時には、鎮静前と同じように、声かけを行いました。付き添う家族には声のかけ方を伝え、一緒に清潔ケアに参加するよう促しました。

その結果、Iさんが亡くなるときには、家族が穏やかに付き添うことができました。

もっと知りたい &

 終末期がん患者の「せん妄症状」と「苦痛・疼痛」、どう見きわめればいい？

 疼痛のアセスメント、身体アセスメント、心理的アセスメントを総合して、見きわめます。

終末期にあるがん患者は、**全人的苦痛**といわれるさまざまな苦痛を抱えています。全人的苦痛は、身体的苦痛、心理的苦痛、社会的苦痛、スピリチュアルな苦痛からなりますが、そのすべてが「せん妄」を引き起こす原因ともなります。

全人的苦痛と、せん妄との見きわめは、とても重要です。疼痛であれば疼痛のアセスメント、血液検査などの身体的データからの身体アセスメント、心理的な苦痛であれば各種精神学状態のアセスメントスケールや「つらさと支障の寒暖計」などを使用して、状況をアセスメントする必要があります。

（三浦里織）

●文献●
1. 日本緩和医療学会：終末期がん患者の輸液療法に関するガイドライン2013年版．金原出版，東京，2013：46-52．
2. Breitbart W, Strout D. Delirium in the terminally ill. *Clin Geriatr Med* 2000；16：357-372．
3. 日本緩和医療学会：苦痛緩和のための鎮静に関するガイドライン2010年版．金原出版，東京，2010：7-19．
4. 池永昌之：緩和ケアにおける鎮静とは．がん看護2016；21(4)：403-407．
5. 吉田こずえ：鎮静アセスメントの実際．がん看護2016；21(4)：412-417．
6. 新城拓也：オピオイドについての家族のとらえ方．薬局2015；66(6)：92-96．

Step3
せん妄を「防ぐ」

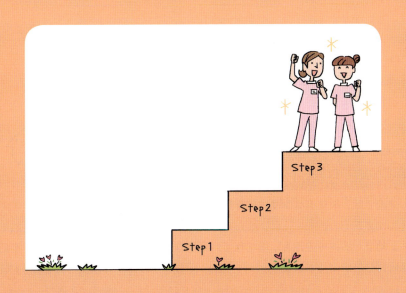

> 1　減らせる薬は、なるべく減らす

薬剤についてチームで検討する

薬物療法の観点から「せん妄予防」を考えるときには、右記の2点がポイントとなります。

①せん妄の発症を予防する効果のある薬剤を投与する。
②せん妄の原因となりうる薬剤を投与しないようにする。

▎「せん妄発症を予防する薬」はあるの？

せん妄の発症予防として、ガイドライン（J-PAD、PAD）で推奨されているのは、**早期離床**や**音楽**などの**非薬物療法**です[1,2]。

せん妄の発現率を低下させたり、せん妄の期間を短縮できる薬剤に関しては、研究報告が少なく、有効なデータはありません[1,2]。

抗精神病薬や鎮痛薬にせん妄発症を予防する効果はない

せん妄の発症予防のために抗精神病薬や鎮静薬を使用することは、ガイドラインでは推奨されていません。

J-PADでは「せん妄の発症予防のために非定型抗精神病薬の投与は行わない」「ハロペリドールもICU患者のせん妄発症を予防するとはいえない」とあります。

ラメルテオンのせん妄発症予防効果は未知数

とはいえ、最近では、メラトニン受容体作動薬であるラメルテオン（ロゼレム®）に、せん妄発症を予防する効果がある可能性も示唆されており、今後の研究結果が期待されます[3]。

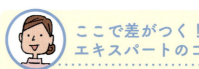

ここで差がつく！エキスパートのコツ

- 「何となく、ソワソワしているけれど、危険行動は出ていないから、まだ薬剤投与はしないでおこう」という判断は誤りです。
- 「ソワソワしている感じ」がある時点で、せん妄が既に出現している可能性が高いのです。つまり、この段階で薬剤を使うのは「予防的投与」ではなく、「発症後の対応」なのです。
- 患者の様子に違和感があるなら、すみやかに、せん妄スクリーニングを行いましょう。

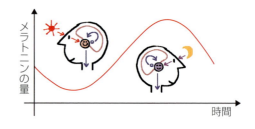

ラメルテオンは、就寝前1回の服用で、メラトニンと似た同じ作用を人工的に引き起こし、すみやかな睡眠導入を促す睡眠薬です。

「せん妄の原因となりうる薬」は、抗コリン薬だけ？

Step 3

せん妄を予防するもう1つの方法は、せん妄の原因となりうる薬剤を投与しないことです（表1）。

せん妄の原因は多因子なので、原因の1つである薬剤を中止すれば、せん妄の発症を防げるかもしれません。

臨床で頻用される抗コリン薬はせん妄の原因となりうる

せん妄の発症メカニズムの1つとして、アセチルコリン作動性経路の障害仮説があります。アセチルコリン作動性経路の活性低下が慢性的に起きているアルツハイマー型認知症患者で、せん妄発症リスクが高いことなども、この仮説を支持する根拠となっています[4]。

この仮説を支持するかのように、薬剤性せん妄の原因として挙げられる薬剤には、主に**抗コリン薬**が挙げられます。抗コリン薬を使用することで、薬剤によってコリン作動性経路を障害する状態をつくることになります。

○抗コリン薬にはさまざまな種類がある

抗コリン薬は薬効分類ではなく、"抗コリン作用をもつ薬剤"を意味します。

抗コリン作用をもつ薬剤には、さまざまな薬効のものが含まれます。各種のアレルギー疾患・花粉症などに使われる**抗ヒスタミン薬**、睡眠薬・抗不安薬のなかでも主流な**ベンゾジアゼピン系薬剤**や**三環系抗うつ薬**などです。

せん妄を引き起こしうる身近な薬剤

せん妄の原因薬剤として、抗コリン薬以外にH_2受容体拮抗薬の**ファモチジン**（ガスター®）、

表1 せん妄の原因となりうる主な薬剤（例）

	主な薬剤（商品名）
抗ヒスタミン薬	● ヒドロキシジン（アタラックス®-P） ● d-クロルフェニラミン 　（ポララミン®、ネオマレルミン）　**抗コリン薬**
頻尿・過活動膀胱治療薬	● ソリフェナシン（ベシケア®）　**抗コリン薬**
ベンゾジアゼピン系薬剤	● ミダゾラム（ドルミカム®） ● ジアゼパム（セルシン®） ● ブロチゾラム（レンドルミン®） ● アルプラゾラム 　（コンスタン®、ソラナックス®）
H_2受容体拮抗薬	● ファモチジン（ガスター®） ● ラニチジン（ザンタック®）
オピオイド	● モルヒネ 　（MSツワイスロン®、オプソ®、アンペック®など）
三環系抗うつ薬	● クロミプラミン（アナフラニール®） ● アミトリプチリン（トリプタノール）

代替薬は、患者の状態によって異なるため、一概にはいえません。適宜、医師、薬剤師と相談してください。

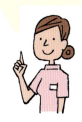

ラニチジン（ザンタック®）や、オピオイドであるモルヒネ（MSツワイスロン®、オプソ®、アンペック®など）が挙げられます。

▍「せん妄の原因となりうる薬」を中止するかの判断は？

せん妄の原因となりうる薬剤が投与されている患者は、必ず原因薬剤の投与を避けなければならないのでしょうか？

原疾患の治療に必要な薬剤で、投与を中止できない場合は、どう考えたらよいでしょうか？

対応はケース・バイ・ケース

せん妄のリスクとなりうる薬剤が投与されている場合、患者の状況に応じて対応が異なると考えられます。

せん妄の発症リスクが高い患者において、せん妄の原因となりうる薬剤が変更可能な場合には、できるだけ変更することが、せん妄予防策の1つかもしれません。変更する必要性について、医師や薬剤師に相談するとよいでしょう。

（志村美咲、前田幹広）

もっと知りたいQ&A

睡眠薬や胃腸薬でもせん妄が起こるって本当？

本当です。薬剤チェックは非常に重要です。

　せん妄の発症リスクを高める薬剤のなかには、睡眠薬やH_2受容体拮抗薬（胃腸薬など）も含まれます。ベンゾジアゼピン系睡眠薬やH_2受容体拮抗薬の投与目的を再確認し、継続の必要性が低ければ、中止することでせん妄発症のリスクを減らすことはできます。

　ただ、原因薬剤を避けたからといって、必ずしもせん妄が予防できるわけではありません。そのため、非薬物療法は継続する必要があります。

（志村美咲）

せん妄の原因となりうる薬を中止できない場合は、どうすれば…？

患者の状態を注意深く観察しながら、投与を継続してください。

　疾患の治療に必要な薬剤を、「せん妄予防に必要だから」とすべて中止あるいは変更する必要はありません。対象となるのは、医師や薬剤師と十分に相談し、「中止あるいは薬剤を変更しても、治療に大きな影響がない」と判断された場合だけです。

　もし、中止・変更できない場合には、患者の状態を注意深く観察しながら、投与を継続します。もちろん、薬剤以外の対応（環境要因を改善するなど）を検討することは必要です。

（志村美咲）

ケースでみる！ 薬剤の調整の考え方

▶ 症例①：該当薬剤を「中止・変更」したほうがよいケース

誤嚥性肺炎が疑われ、入院となったHさん（80歳代、女性）。
認知症の既往があり、施設に入所している。
現在の処方薬は、以下の3つである。

- ドネペジル錠5mg　　　　1錠　分1　朝食後
- ファモチジン錠10mg　　　1錠　分1　夕食後 ── せん妄の原因となりうる！
- ブロチゾラム錠0.25mg　1錠　分1　寝る前

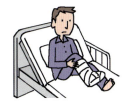

こう考える！

- 高齢で、認知症の既往があり、感染症がある（誤嚥性肺炎が疑われている）。
- →せん妄のリスクが高いと考えられる。
- →ファモチジンとブロチゾラム（せん妄のリスクとなりうる薬剤）は、必要に応じて、中止または他剤へ変更したいところである。
- →医師と相談する必要がある。

▶ 症例②：該当薬剤が「継続可能」と考えられるケース

オートバイ事故で骨折し、入院となったIさん（30歳代、男性）。
会社員である。
消化性潰瘍の既往がある。
現在の処方薬は、以下の1つである。

- ファモチジン錠20mg　　2錠　分2　朝夕食後 ── せん妄の原因となりうる！

こう考える！

- 若年で、せん妄のリスクとなりうる既往歴もない。
- →せん妄のリスクは低いと考えられる。
- →ファモチジン（せん妄のリスクとなりうる薬剤）の変更を積極的に考慮する必要性は低いと考えられる。

▶ 症例③：該当薬剤について「医師・薬剤師と検討」したほうがよいケース

転倒による右大腿骨頸部骨折で入院したJさん（70歳代、女性）。
入院中に人工骨頭挿入術予定である。うつ病の既往がある。
現在の処方薬は、以下の2つである。

- クロミプラミン錠25mg　4錠　分2　朝夕食後 ── せん妄の原因となりうる！
- ラメルテオン錠8mg　　　1錠　分1　寝る前

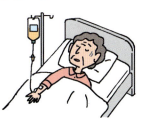

こう考える！

- 高齢で、せん妄の原因となりうる薬剤（三環系抗うつ薬であるクロミプラミン）が投与されている。しかし、発熱などの感染徴候もない。
- →せん妄のリスクはあるものの、非常にリスクが高いわけではないと考えられる。
- →しかし、Jさんは現在、クロミプラミンの服用によって、うつ病の症状が安定している状態である。安易な抗うつ薬の変更によって、うつ病が悪化することは避けたいところである。
- →この段階で「クロミプラミンを他の抗うつ薬に変更する必要性があるか」や、「他剤への変更を行ったときに生じうるうつ病悪化のリスク」について、医師や薬剤師と慎重に検討する必要がある。

文献

1. 布宮伸：日本版・集中治療室における成人重症患者に対する痛み・不穏・せん妄管理のための臨床ガイドライン．日集中医誌 2014；21：539-579.
2. Barr J, Fraser GL, Puntillo K, et al. Clinical practice guidelines for the management of pain, agitation, and delirium in adult patients in the intensive care unit. *Crit Care Med* 2013；41：263-306.
3. 三原盤：脳梗塞後遺症に伴うせん妄に対する塩酸チアプリド（グラマリール®）の有用性．Geriatric Medicine 2005；43(5)：807-815.
4. Kotaro H, Yasuhiro K, Takashi T, et al. Preventive Effects of Ramelteon on Delirium A Randomized Placebo-Controlled Trial. *JAMA Psychiatry* 2014；71(4)：397-403.
5. Josephson SA, Miller BL：錯乱および譫妄．In：Longo DL, Fauci AS, Kasper DL．ハリソン内科学 第4版，第1巻，メディカル・サイエンス・インターナショナル，東京，2013：166-170.
6. Van Rompaey B1, Elseviers MM, Schuurmans MJ, et al. Risk factors for delirium in intensive care patients：a prospective cohort study. *Crit Care* 2009；13(3)：R77.
7. Devlin JW, Roberts RJ, Fong JJ, et al. Efficacy and safety of quetiapine in critically ill patients with delirium：A prospective, multicenter, randomized, double-blind, placebo-controlled pilot study. *Crit Care Med* 2010；38：419-427.
8. Stroup S. Phamacotherapy for schizophrenia：Acute and maintenance phase treatment. In：Up To Date, Stein, MB(Ed), Up To Date, *Waltham MA*, 2014.
9. Leucht S, Pitschel-Walz G, Abraham D, et al. Efficacy and extrapyramidal side-effects of the new antipsychotics generation antipsychotics olanzapine, quetiapine, risperidone, and sertindole compared to conventional antipsychotics and placebo. A meta-analysis of randomized controlled trials. *Schizophr Res* 1999；35(1)：51-68.
10. 稲田俊也：DIEPSSを使いこなす．星和書店，東京，2012：22.
11. 厚生労働省：重篤副作用疾患別対応マニュアル 悪性症候群．平成20年4月.
12. Hasan A, Falkai P, Wobrock T, et al. World Federation of Societies of Biological Psychiatry (WFSBP) Guidelines for Biological Treatment of Schizophrenia, Part 1.：update 2012 on the acute treatment of schizophrenia and the management of treatment resistance. *World J Biol Psychiatry* 2012；13：318-378.
13. 2016年8月改訂（第20版）ジプレキサ®錠添付文書
14. 2016年6月改訂（第26版）セロクエル®錠添付文書
15. 2016年9月改訂（第15版）リスパダール®錠インタビューフォーム
16. 2015年5月改訂（第15版）グラマリール®錠添付文書

Column　もう少し知りたい！せん妄と薬剤

術後せん妄を予防できる薬がある、と聞いたのですが…？

- デクスメデトミジン（プレセデックス®）やスボレキサント（ベルソムラ®）のせん妄予防効果に関する報告は、いくつか存在しています[1,2]。しかし、どの報告も、結果として、せん妄予防効果を明らかに示せているわけではありません。

- 上記から、現時点では、術後せん妄を予防できる薬剤かどうか、明確なことはいえないものの、可能性はあるかもしれない、という見解となります。

- デクスメデトミジンやスボレキサントを、せん妄予防のために積極的に使用することは、勧められません。

抗精神病薬と睡眠薬に、使い方の決まりはあるの…？

- 単純に、不眠であれば、睡眠薬を使用すべきです。また、せん妄であれば、睡眠薬ではなく抗精神病薬を使用すべきです。

- 包括指示などで複数の薬剤が処方されていて、どうしても不安に思った場合には、まず、医師に相談し、不眠なのか、せん妄なのか、判断してもらいましょう。

（志村美咲）

● 文献

1. Su X, Meng ZT, Wu XH, et al. Dexmedetomidine for prevention of delirium in elderly patients after non-cardiac surgery：a randomised, double-blind, placebo-controlled trial. *Lancet* 2016；388：1893-1902.
2. Hatta K, Kishi Y, Wada K, et al. Preventive Effects of Suvorexant on Delirium：A Randomized Placebo-Controlled Trial. *J Clin Psychiatry* 2017；78(8)：e970-e979.

2 いつものケア＝せん妄予防ケア

まずは「全身状態の安定」をめざす

せん妄予防に、なぜ、全身管理が重要なの？

　せん妄予防のケアとして、おさえなければいけないのは**全身管理**です。

　特に、術後など急性期の患者では、全身性の炎症反応があり重症度が高い場合が多いです。そのため、バイタルサイン、水分出納や出血を含む排液量、尿量、血液ガス分析、電解質を含む血液検査データなどをもとにした**観察**と**フィジカルアセスメント**が不可欠です。

　これらは日常的に行われているケアですが、せん妄予防の視点からも非常に重要です。

生理的な問題とせん妄

　例えば、酸素化が悪い患者であれば、低酸素血症によって脳の酸素が不足し、意識障害が現れることが予測できます。

　つまり「低酸素状態による意識障害→せん妄」というアセスメントが成り立つのです。よって、酸素化改善のためのケアを行うことによって、せん妄を改善もしくは予防できることになります。

　このように、治療とケアを切り分けて考えるのではなく、「**低酸素血症**による意識障害がせん妄の要因となっていないか」「**電解質**の異常がせん妄に影響していないか」など、患者の状態を観察し、要因を探る姿勢をもつことが大切です。せん妄の背後に生理学的な問題がないかどうかを考えていきましょう。

- □ バイタルサインは？
- □ in-outは？
- □ 血液検査データは？
- □ 血液ガス分析は？
- □ フィジカルアセスメント所見は？

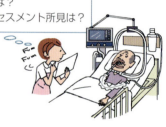

　異常と判断された場合には、医師と相談しながら、できるだけ早く正常な状態に戻すことを検討し、実践することが大切です。

治療・処置に伴う苦痛とせん妄

　疼痛、**倦怠感**など、疾患・病態や治療処置によって生じる身体的苦痛を取り除いていくことも、せん妄を予防するケアとなります（図1）。急性期の患者は、じつに多くのせん妄の要因を有しているからです。

　また、一見、術後の一般的な看護ケアでも、実際はせん妄対策につながっていることが理解できます。せん妄ケア＝日常の看護ケア、すなわち、看護そのものといえます。

　日々のケアを確実に、しっかりと行っていくことがせん妄予防につながります。（小原秀樹）

図1 術後の「痛み」への対応（例）

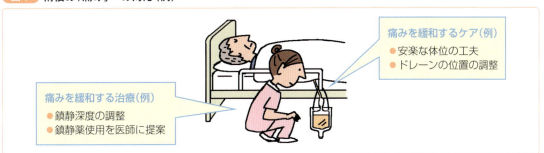

痛みを緩和するケア（例）
- 安楽な体位の工夫
- ドレーンの位置の調整

痛みを緩和する治療（例）
- 鎮静深度の調整
- 鎮静薬使用を医師に提案

 ここで差がつく！エキスパートのコツ

- 術後にせん妄を起こしている患者の場合では、**痛み**がせん妄の要因となっていることも考えられます。
- まずは「痛みを緩和する治療・ケア」を行い、原因の除去を図りましょう。

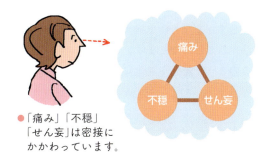

- 「痛み」「不穏」「せん妄」は密接にかかわっています。

もっと知りたい Q&A

 せん妄に関連する電解質異常、具体的にはどんなもの？

 ナトリウムやクロール、カリウムやカルシウムなどの異常が、せん妄と関係しています。

　電解質は、細胞の浸透圧を調節し、筋肉や神経のはたらきにかかわるなど、身体にとって重要な役割を果たします。

　例えば、**ナトリウム**や**クロール**は、身体の水分や浸透圧を調節するはたらきを担っており、異常が起こると**脱水**や**水分貯留**などの要因となります。

　また、**カリウム**には、神経の伝達、筋肉や心臓の収縮に関係のあるはたらきがあります。**カルシウム**には、神経刺激の伝達、筋肉や心筋の収縮、血液の凝固に関係したはたらきがあります。これらの異常が起こると、刺激伝達の異常が起こるといわれています。

　電解質異常になる要因はさまざまありますが、原疾患の治療や全身状態の安定化が、電解質異常の予防、ひいてはせん妄予防につながるのです。

（小原秀樹）

2 いつものケア＝せん妄予防ケア

日常生活を整える

入院患者は、身体症状、検査、治療などによる身体的苦痛、不安、恐怖などの精神的苦痛など、さまざまな苦痛を抱えながら特殊な環境で生活することになります。

このような苦痛や変化に適応することは、健康な人でも困難だと想像できます。

そこで、特殊な環境のなかでも、患者自身が状況を認識できるように、非日常のなかに日常を取り入れる援助が重要となります。

▎「日常を取り入れる援助」では、何をすればよいの？

▍昼は起き、夜はゆっくり休む

不眠を訴える患者は多いです。不眠は、心身の不調を招き、せん妄を誘発させます。

また、せん妄患者は睡眠障害を起こしていることも多いです。せん妄の予防・早期改善の視点からも、睡眠をケアすることが重要です。

●「なぜ眠れないのか」の見きわめ

不眠は、採光や騒音などの環境の変化や、不安・恐怖などの精神的要因が原因となることが多いです。

しかし、なかには、身体的要因が原因となる不眠もあります。「寝苦しい」「痛みで眠れない」などの訴えは、原疾患の悪化や合併症などの可能性もあります。

新たに訴えた症状があれば、睡眠薬を内服するだけではなく、身体所見を詳しく観察し、不眠の原因をアセスメントして対応することが重要です。

●環境整備①：音の調整

病院では、夜間もさまざまな音に囲まれます（表1）。モニター音や機械音をすべてなくすことはできませんが、少しでも睡眠に適した環境を整えましょう。病室の「音」の環境は、日中50dB以下、夜間40dB以下が望ましいとされています。

病院は「気になる音」が生じやすい環境ですが、看護師の配慮で軽減できることもあります。

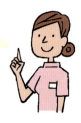

ビニールエプロンの着脱は、部屋の外に出て行うなど、夜間の「音」には十分配慮しましょう。

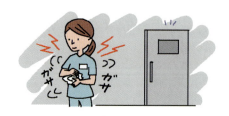

表1　病院で生じる主な音圧レベル（めやす）

おおよその音圧レベル(dB)	行動
35〜40	いびき
70〜80	咳嗽・痰
76〜79	床頭台の引き出しの開閉、点滴台の移動、患者・医療者の話し声
80	ワゴン車、回診車、ナースコール、院内放送、水道の流水音

例えば、足音のしにくいシューズを選ぶ、夜間は話し声を抑えてワゴン使用を控える、などです。日ごろからの意識の継続が大切です。

環境整備②：光の調整

日光を浴びると、睡眠を促すメラトニンの分泌が促されます。離床が難しい患者でも「昼間である」と認識できるよう、日中は日光を取り入れ、外の景色が見えるようカーテンを開け、夜間は照明を薄暗くするなど、サーカディアンリズムを保った環境を整えることが大切です。

ほとんどの病室に窓があると思いますが、採光が難しい場合があるかもしれません。離床が可能な患者であれば、日中は車椅子で窓の近くに移動してもよいでしょう。ベッドの向きを変え、光を感じやすくすることなども検討します。

可能な範囲で日中は明るく、夜間は暗めにという基本的な環境をつくる工夫を各施設の構造の問題をふまえて考えてみましょう。

ここで差がつく！エキスパートのコツ

- 大部屋の場合、仕切りのカーテンで光が遮られやすいので、ベッド位置を調整します。
- 電球や蛍光灯は、黄色がかった色より白色のほうが、より明るくなります。
- 夜間は、巡視に用いる懐中電灯や、廊下の電気、常夜灯などが直接当たって睡眠に影響しないように配慮します。

環境整備③：時間の認識（見当識）の配慮

時間を認識できるような工夫を取り入れます。

カレンダーや時計は患者が見えるように配置します。また、ヘッドアップや離床を図り、外の景色を見せることもよいでしょう ➡P.84。

適切な栄養・水分バランスを保持する

脱水・電解質異常の予防

脱水や電解質異常は、せん妄を誘発する要因となります。

高齢者や認知症患者は、水分・食事摂取の必要性を理解できず、十分に水分補給できないことがあります。また、ベッド上安静や運動機能が低下した患者のなかには、自ら水分を摂取できない患者や、口渇感があっても気兼ねしてがまんする患者もいます。水分摂取を促しても、倦怠感や頻尿の不安などを理由に摂取を拒む患者もいます。

水分摂取不足や水分喪失となると、脱水や電解質異常に至ります。

脱水・電解質異常は、水分・食事摂取の問題だけでなく、出血、下痢、嘔吐、腎機能障害、身体疾患（糖尿病など）、利尿作用のある薬剤の使用によっても誘発されます（表2 ➡P.138）。

糖尿病、心不全、腎不全がある患者の場合、食事や水分の過剰摂取によっても、身体症状が悪化し、全身状態の悪化や電解質異常を起こすことがあります。

電解質のなかでも、特にナトリウムやカリウムは影響を受けやすいため、定期的に検査値を

表2 脱水を引き起こす主な要因

水分摂取が不足している	水分が喪失している
● 嚥下機能の低下 ● 食事、水分摂取量の低下 ● 検査や治療による絶食 ● 輸液量の不足 ● 認知機能障害 （水分摂取の必要性を認識できない）　　など	● 低栄養 ● 嘔吐、下痢 ● 発熱、発汗 ● 炎症性変化による血管内脱水 ● 出血 ● 多尿　　など

図1 水分・電解質異常予防の考え方

必要性を認識できない

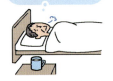
飲みたいけど…届かないし、ガマン…

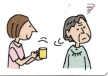
夜中にトイレに起きるのはイヤ！

● 水分摂取の必要性を説明する
● 不安が解消できる対策を提示する
● 飲みたいと感じたときに摂取できるように準備する　など

● ナトリウム、カリウム値の把握（糖尿病、心不全、腎不全がある患者の場合）

把握することが重要です（図1 ➡ P.138）。

水分・食事摂取の状況、排泄の回数・量、口渇感、皮膚の乾燥などの観察も大切です。

ここで差がつく！エキスパートのコツ

● 電解質異常は**不整脈**の原因となります。電解質異常を起こしやすい患者には、心電図モニターを装着しましょう。

● 低栄養の予防

入院患者は、食事摂取量の低下や身体疾患によって低栄養を起こすことがあります。低栄養では体内の水分保持量が低下し、脱水や電解質異常を助長しやすくなります。

栄養補給のためには、**経口摂取**が重要です。しかし、絶食期間が長くなれば、嚥下機能は低下します。検査や治療によって経口摂取が禁じられている場合でも、口腔ケアや嚥下訓練を行うことが大切です。

経口摂取が困難な場合は、**輸液**や**胃管**を挿入して水分や栄養の管理を行います。生理的な栄養経路である腸管を早期に動かすことは、免疫力を高め、さまざまな合併症の予防につながるため、早期に栄養摂取を行うことが重要です。

身のまわりのことは、できるだけ患者自身で

日常生活の自立を促すことは、**現状認知**の促進や環境への適応を促して、せん妄予防につながります。

図2 ベッド上でもできる日常生活動作（例）

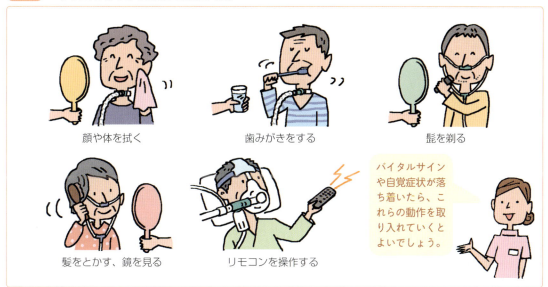

顔や体を拭く　歯みがきをする　髭を剃る

髪をとかす、鏡を見る　リモコンを操作する

バイタルサインや自覚症状が落ち着いたら、これらの動作を取り入れていくとよいでしょう。

　ベッド上安静など限られた状況であっても、身のまわりのことを少しずつ行うことが大切です（図2）。
　「自分でできた！」という実感を得ることは、身体の回復を自覚し、セルフケア能力の向上につながることがあります。

○「無理なく」「少しずつ」自立をめざす

　麻痺や筋力低下などがあり、完全な自立が困難な場合などでも、すべてを介助するのではなく、手の届く位置に物を置く、上肢を支える、点滴やドレーン類が邪魔にならないように整理するなど、少しずつ自立を促すよう工夫します。
　患者が「無理をすればできる」と感じるようでは、苦痛や疲労感を抱いて効果的ではありません。環境を整えるだけでなく、負担を考慮して、どこを補えば自立して日常生活動作が行えるかを把握して援助します。
　可能な限り、患者自身が選択できるようかかわることも大切です。清潔援助などは看護師が時間や方法を決めるのではなく、患者の意思を尊重します。その際は、患者が何を行えるのかを把握し、どう行えばいいのかを詳しく説明することが重要です。

（山下将志）

● 文献 ●

1. 茂呂悦子編著：せん妄であわてない．医学書院，東京，2011：60-65．
2. 大坪慶子：低栄養に伴う水分喪失による脱水を考えながらin-outを見る．エキスパートナース 2016；32(12)：46-49．

2 いつものケア＝せん妄予防ケア

周囲の環境を整える

――認知機能は年齢相応の高齢者。著明な麻痺はないが、画像所見では、陳旧性の脳梗塞所見を認めた。点滴管理をしており、点滴台を押しながら頻回に歩いてトイレへ行っている――

入院患者のなかには、このような人が多くみられませんか？

せん妄の準備因子として、年齢が70歳以上であることや頭部疾患の既往、判断力の低下などが挙げられます。歳を重ねるにつれて、一般的に筋力は低下していきますし、危険に対する感度も低下していることが多いのも事実です。

また、せん妄の促進因子として、疼痛、下痢、頻尿などの身体的ストレス、視力障害といった感覚障害などもあります。

このような状況に関連して、何か気づくことはありませんか？　そう、**転倒・転落**です。言い換えれば、適切なせん妄対策を行えば、転倒・転落の減少につながる、ということです。

せん妄症状の中心は**注意力の障害**ですから、何かを理解したり、記憶を保持したりすることが困難になります。普通の人が「危険だ！」ととらえるものを危険物と思えなかったり、周囲に何があったかを覚えておけなかったりするため、予測して行動できなくなってしまうのです。

せん妄患者の安全、どのように守ればいい？

ベッド本体のリスクを確認する

ベッドは、睡眠の場として使われるのが本来の役割です。しかし、患者にとっては睡眠の他に食事や更衣、テレビ鑑賞、読書、排泄などまでを行う**生活の場**となります。したがって、ベッドとその周囲にはさまざまなものが配置されています。

それだけでなく、ベッドが電動で上下したりするため、思いがけず体を挟み込んでしまうなどの事故が起こる可能性があることも否定できません。せん妄患者のケアにおいては、**リスク**につながるポイント（図1-A）を確認する必要があります。

安全確保のためには、同室者への影響も考慮しながら、患者の行動を見やすい位置へ、ベッドや部屋を移動します。環境として望ましいのは、静穏で興奮の助長の防止が図れ、できるだけ観察しやすい部屋の環境です。

ベッドサイドは整理整頓し、危険物を除去する

ベッドサイドには患者の私物に加え、多くの医療機器が置かれています。治療のために必要なものが、時には危険物となるかもしれません。整理整頓を行う際は、リスク感性を高めて安全面での配慮も行えるようにしましょう。

日常的に使用しているベッドサイドの物品も破損する可能性があるので、**割れもの**などは手の届かない位置に置きます。入院時には危険物

図1 周辺環境のチェックポイント

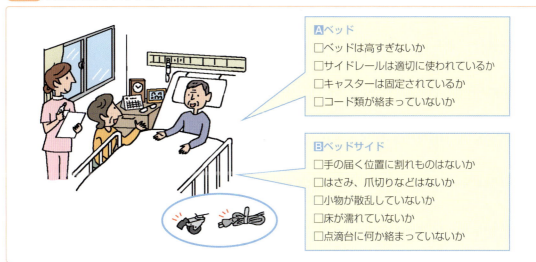

Aベッド
□ベッドは高すぎないか
□サイドレールは適切に使われているか
□キャスターは固定されているか
□コード類が絡まっていないか

Bベッドサイド
□手の届く位置に割れものはないか
□はさみ、爪切りなどはないか
□小物が散乱していないか
□床が濡れていないか
□点滴台に何か絡まっていないか

の持ち込みを制限する施設がほとんどだと思いますが、床頭台のなかも再度確認し、はさみやカッターなどの刃物類は片づけ、なるべく家族に持ち帰ってもらいましょう。

他にも確認箇所は多くあります（図1-B）。

「安全」だけではなく、「安楽」も大切

せん妄を起こしている患者のまわりでは、思わぬものが危険物になることがあります。看護師としては、その危険な状況から患者を守らなければなりません。

しかし、安全を優先するあまり、安楽をおろそかにすることは、避けなければなりません。

安全で安楽な環境を提供することは、せん妄患者に限って行うべきことではありません。ナイチンゲールは自然治癒力を高めるためには、環境を整えることが看護実践において重要であることを述べています。

普段から何気なく行っている環境整備ですが、せん妄を起こしている患者の周囲では、より細かな注意が必要です。せん妄患者は、これまでにない恐怖を感じています。「悪魔や鬼に追われているような感覚」と表現する人もいます。患者が感じているその怖さを理解したうえで、安全・安楽な環境であるよう、意図的に配慮することが必要です。

（飯野好之）

2 いつものケア＝せん妄予防ケア

家族も「チームの一員」ととらえる

　せん妄患者にとって、家族の存在は重要です。身近な人が近くにいることで、安心感が得られることもあるでしょう。患者にとって家族は、入院生活においても心強い存在であり、家族にしかできない役割があるのです。
　患者を取り巻く医療者とともに、家族にも協力してもらいながらチームとして患者ケアを行っていきましょう。

「家族にしかできない役割」とは？

　まず、せん妄を生じる可能性を、入院時に家族にも知ってもらうことが必要です。せん妄発症時には突然、人が変わったような行動をとる場合がありますから、事前に**情報提供**しておくことが大切です。
　パンフレットなどを活用して、家族への説明を行っている施設もあります。

日用品を持参してもらう

　せん妄予防のためには、環境を整えることが非常に重要です。そのため、家族には、家で普段使用していた日用品をそろえてもらいましょう。感覚器を補う**メガネ**や**補聴器**はもちろん、**義歯**なども持参してもらいます。
　現在は、寝具はもとより、**リネン類**も病院で準備したものを使用する施設が多いと思います。しかし、**心地よさ**をどれだけ増やせるかは、看護師の発想力に委ねられているところがあります。

家族から、患者の情報を引き出す

　患者がどのような人であるのか。何が好きで、何が嫌いなのか。家族から情報を聴きましょう。家族は、私たちの知らない情報、必要な情報をたくさんもっています。その情報が、患者に「快」を与える援助につながる場合も多いです。
　できるだけ快適な入院生活を送ってもらえるよう、**生活リズム**や家での**過ごし方**などの情報

ここで差がつく！エキスパートのコツ

- 入院患者は「病院での生活環境」のなかにおかれます。日ごろ慣れ親しんだ「家での日常環境」ではないため、少しでも家の環境を持ち込む対応を行うこともあります。病院の規則に反していなければ、日ごろ使用していた枕（**抱き枕**）などを持ってきてもらうことも可能です。

- 家族や本人との**会話**から「ケアに活かせそう」な情報を探してみましょう。例えば、家でよく聴いていた**音楽**の好みや、決まった時間に見ていた**テレビ番組**（野球が好き、相撲を楽しみにしていたなど）、生活習慣のなかで行っていたことなどの情報も、入院生活の**ストレス緩和**につながるかもしれません。

を提供してもらいましょう。

面会に来やすい状況をつくる

せん妄の予防には、患者が落ち着いて過ごせる環境づくりが大切です。そのためには、周囲の環境だけではなく、日ごろから、一緒にいて安らげる家族と過ごす時間が非常に重要です。可能な範囲で面会に来てもらえるようにしたいものです。

入院生活では、病院のスケジュールに沿ってケアや処置が行われがちです。しかし、これでは患者が落ち着いて過ごせる環境はつくれません。処置などの時間調整を行って、面会時、家族と一緒の時間を落ち着いて過ごせるような配慮も必要です。

忙しい家族に面会依頼をする場合もあるかもしれません。そのため、家族の面会状況も把握しておきます。また、面会中には、家の様子や家族の様子など、日常生活に密着した話をしてもらうこともよいでしょう。

せん妄発症時の見守りを依頼する

せん妄予防だけでなく、せん妄発症時にも、家族の協力が非常に大切です。看護師が、24時間、常に患者のそばにいられるわけではないからです。

例えば、身体抑制を行っている患者では、家族が見守っている間は身体抑制を外せるかもしれません。安全管理の目的で行う身体抑制ですが、患者にとっては非常に苦痛です。その苦痛を少しでも除去するためにも、家族の協力を得ていくことは効果的です。

（福澤知子）

ここで差がつく！エキスパートのコツ

- 入院患者の家族の背景もさまざまなので、面会の頻度が少ない家族がいても仕方ありません。仕事の都合、遠方であること、家族の身体面の問題など、面会に来づらい理由はさまざまなので、面会を強要するようなことは避けましょう。看護の対象は、患者と家族です。家族の状況も気にかけながら対応してください。

- 家族に対しては、時間をやりくりして面会に来てくれたことをねぎらい、面会によって患者が安心することを伝えていきます。

- 家族と医療者とのコミュニケーションは、ケアに必要な情報収集の場でもあります。「家族も協力できている」という効力感を感じてもらえるような声かけをしていきましょう。

◆文献◆

1. 八田耕太郎：せん妄の治療指針―日本総合病院精神医学会治療指針1―．星和書店，東京，2012：3．
2. 田中三千代，阿久津恵美，他：入院環境が生み出す騒音と患者への影響についての文献検討．日本看護学会論文集 看護総合 1999；29：29-31．
3. 松田しのぶ，小畠あゆみ，他：患者と看護婦の音に対する認識の違い―患者の感じる音について考える―．共済医報2001；50(3)：247-251．
4. 野村明美，藤田せつ子：病棟の音環境が患者に与える影響．看護研究1991；24(6)：532-543．
5. 褥瘡の予防と治療：クイックリファレンスガイドNPUAP & EPUAP Pressure Ulcer Prevention & Treatment：Quick Reference Guide2014　日本語訳http://www.molnlycke.jp/news-media/wound-care/qrg2014/（2017.11.1.アクセス）
6. 日本褥瘡学会：褥瘡予防・管理ガイドライン 第4版．http://www.jspu.org/jpn/info/pdf/guideline4.pdf（2017.11.1.アクセス）
7. 丸田智子：術後の精神症状 せん妄．竹末芳生，藤野智子編，術後ケアとドレーン管理のすべて，照林社，東京，2016：211．
8. 藤野智子，福澤知子：看るべきところがよくわかる ドレーン管理．南江堂，東京，2014：44．
9. 黒田裕子，林みよ子：クリティカルケア看護 完全ガイド．医歯薬出版，東京，2013：196-203．

2 いつものケア＝せん妄予防ケア

「せん妄予防」は、せん妄ケアの大事な柱

せん妄を完全に予防することは、できないの？

　せん妄ケアに関する書籍は、数年ごとに何冊か発刊されています。もちろん、筆者自身も、数冊保有しています。

　せん妄という病態は、いまだ、発症原因が明確ではなく、いくつかの要因が重なり合って発症します。また、同じ条件をもっていても、発症する患者もいるし、発症しない患者もいる、という不確かなものです。そのため、どの書籍を読んでも「これさえできれば大丈夫！」という明確な答えは、残念ながら、載っていないのが実情です。

　一方、現場では、特に夜勤帯に活動型せん妄が発症した場合、患者対応に苦慮するため、「どうにかならないものか…」という思いを強くもっているものと推測します。

原因がわからないのに、予防はできるの？

●リスク因子の除去＝予防

　せん妄の発症原因は明確ではありません。しかし、どのようなことがリスクになるのか（**リスク因子**）はわかっています。

　そして、リスクをアセスメントする**スクリーニングツール**（DST[*1]やICDSC[*2]）なども、何種類か提示されています。「この患者、せん妄になりそう…」といった個人の主観だけでなく、このようなツールを活用して**客観的**な評価を行い、その結果を病棟スタッフや**多職種**と共有していくことが、最も重要です。

　そして、せん妄発症リスクが高い患者に対し

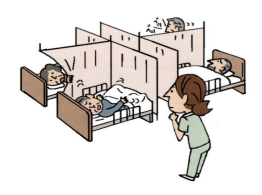

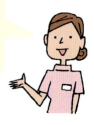

客観的なアセスメントが、せん妄ケアの第一歩となります。そのことを常に意識して、患者ケアを行っていきましょう！

ては、よりていねいな予防策を実施して発症を防ぐ努力をします。

● **発症したら、早期対応で悪化を防ぐ**

もし発症してしまった場合は、スクリーニングツールを用いた評価を継続的に行って、状態を正しく把握し、早期から適切な介入を行うことなどが求められます。

これらの対応を着実に実施していくと、確実に、病棟が変わります。せん妄対策の困難感が軽くなり、自然に、せん妄対策が実施できるようになっているはずです。

＊

残念ながら、現状の医療で、せん妄が完全になくなることは、ないかもしれません。

しかし、全身状態の安定化を図り、日常生活や周囲の環境を安全に安心して過ごせるように整え、家族にもケアに参画してもらう…。せん妄予防策としてできることは、私たち看護師が、ふだん行っているケアそのものです。これらをていねいに実施することが、せん妄予防につながると考えると、少し、抵抗感が弱まりませんか？

「せん妄患者の恐怖体験は、その後の生命予後やQOLにも影響を与える」という認識をもち、可能な限り予防ケアを実施することが、現状の私たちにできる最大のケアといえるでしょう。

（藤野智子）

＊1　DST（Delirium Screening Tool）：せん妄スクリーニングツール
＊2　ICDSC（the Intensive Care Delirium Screening Checklist）：集中治療せん妄スクリーニングチェックリスト

索引

和文

あ
アーテン® ……………………… 12
アカシジア ……………………… 76,81
アキネトン® ……………………… 12
悪性症候群 ……………………… 77
アセチルコリン ……………… 11,30,129
アタラックス®-P ……………… 71
アリセプト® ……………………… 12
アリピプラゾール ……………… 74,80
アルコール ……………………… 28
———離脱せん妄 ……………… 12
アルツハイマー型認知症 ……… 129
安心・安全を保つケア ………… 84
安静 ……………………… 30,107
安全確保 ……………………… 85,140
安全対策 ……………………… 41,52
アンペック® ……………………… 130
アンモニア臭 ……………………… 64
安楽 ……………………………… 141

い
イクセロン®パッチ ……………… 12
意識混濁 ………………………… 2
意識障害 ……………… 2,22,28,77,89
意識消失 ………………………… 66
意識清明 ………………………… 48
意識変容 ………………………… 2
意識レベル ……………… 33,41,45
痛み ……………………… 17,86,136
———のアセスメント …………… 17
胃腸薬 ………………………… 130
イミプラミン …………………… 12
医療安全 ……………………… 4,52
医療経済 ………………………… 4

う
うつ病 ……………………… 23,60,64
運動機能低下 ………………… 137
運動興奮 ………………………… 12

え
栄養・水分バランス ………… 137
エチゾラム ……………………… 68
エビリファイ® ………………… 80
エリスパン® ……………………… 68
嚥下機能低下 ………………… 138
炎症性サイトカイン …………… 118
炎症反応 ………………………… 15

お
嘔吐 …………………………… 137
大部屋 ………………………… 137
音や光の調整 ……………… 88,136
オピオイド ………………… 120,130
———の開始・増量 ………… 120
オプソ® ………………………… 130
オランザピン ………………… 72,80
オリエンテーション ……… 109,120
音楽 ……………………… 89,128

か
快感消失 ………………………… 23
快刺激 ………………………… 89,92
外傷性硬膜下血腫 ……………… 23
外部環境の安定性の保持 ……… 84
回復の見通し …………………… 98
外来移行 ……………………… 120
会話のまとまりのなさ ………… 22
過活動型せん妄 …… 6,12,16,25,
　80,96,107,124,144
覚醒レベルの維持 ……………… 12
下肢の筋力低下 ……………… 102
過剰感覚負荷 …………………… 30
ガスター® ……………………… 129
家族 ……………………… 30,98,142
———ケア ……………………… 125
過大侵襲 ……………………… 111
過鎮静 ………………………… 74
活動範囲 ……………………… 86
活動量の低下 ……………… 60,90
活動レベル ……………………… 23,96
合併症 ………… 84,96,111,138
過眠 …………………………… 25
ガランタミン …………………… 12
カリウム ……………………… 137
加齢 …………………………… 107
がん悪液質 …………………… 124
がん化学療法 ………………… 119
感覚遮断 ……………………… 30
がん患者 ……………………… 9,116
肝機能低下 …………………… 64
眼球上転 ……………………… 77
環境因子 ……………………… 17
環境整備 ……………………… 96,125
環境調整 ……………………… 84,103
看護師の負担 …………………… 4
看護チーム …………………… 103
がん終末期患者 ……………… 17,124
肝障害 ………………………… 74,85
がん性疼痛 …………………… 120
肝性脳症 ……………………… 64
感染症 ………………………… 28
がん治療 ……………………… 116
がん疼痛の薬物療法に関する
　ガイドライン ………………… 72
がんの進行・増悪 …………… 116
管理栄養士 …………………… 103
緩和されない苦痛 …………… 107

き

- 記憶欠損 …… 2
- 記憶障害 …… 22, 37
- 気管切開 …… 41, 45
- 気管挿管 …… 17, 38, 41, 45, 111
- 危険行動 …… 53
- 危険物の除去 …… 85
- 器質性疾患 …… 108
- 希死念慮 …… 23
- 気分障害 …… 12
- 基本的ニーズの充足 …… 84
- 記銘力障害 …… 22
- 急性期 …… 9, 72
- ──患者 …… 110
- 急性増悪 …… 111
- 急性脳機能障害 …… 110
- 急性発症 …… 22
- 強心薬 …… 106
- 恐怖 …… 98, 136
- 筋固縮 …… 76
- 筋弛緩作用 …… 71
- 筋力低下 …… 90, 139

く

- クエチアピン …… 12, 72, 80
- 苦痛 …… 4, 101, 119, 143
- ──緩和 …… 17, 106
- グラマリール® …… 73, 80

け

- 傾聴 …… 98, 125
- 傾眠 …… 64, 82, 90, 96, 107
- 血圧 …… 66
- ──上昇 …… 12
- ──低下 …… 33
- 血液・造血器がん …… 120
- 血液凝固 …… 33
- 血液検査 …… 126, 134
- 下痢 …… 137, 140
- 幻覚 …… 2, 12, 45, 52, 61, 84, 124
- 限局性脳梗塞 …… 23
- 幻視 …… 12
- 原疾患の悪化 …… 41
- 現状認知の促進 …… 138
- 倦怠感 …… 134, 137
- 見当識 …… 89, 137
- 健忘卒中 …… 23

こ

- 高アンモニア血症 …… 64
- 口渇感 …… 137
- 高カリウム血症 …… 120
- 抗がん薬 …… 119
- 口腔ケア …… 89, 138
- 高血糖 …… 65
- 抗コリン薬 …… 12, 71, 129
- 高次脳機能障害 …… 26, 81
- 哄笑 …… 24
- 抗精神病薬 …… 12, 72, 107, 120, 128
- 行動異常 …… 22
- 行動症状 …… 25
- 高熱 …… 77
- 抗パーキンソン病薬 …… 12
- 抗ヒスタミン薬 …… 129
- 抗不安作用 …… 71
- 興奮 …… 4, 12, 16, 23, 61, 66, 84, 100, 124
- 高リン酸血症 …… 120
- 高齢者 …… 15, 28, 74, 83, 106, 117, 137
- 誤嚥 …… 82
- ──性肺炎 …… 106
- 呼吸抑制 …… 74, 84
- 心地よいケア …… 89, 142
- 好ましい対応法 …… 98
- 個別的なケア …… 92
- コミュニケーションツール …… 96
- コリンエステラーゼ阻害薬 …… 12
- コルチゾール …… 14
- コレミナール® …… 68
- 混合型せん妄 …… 6, 80
- 昏睡 …… 28, 64
- 混乱 …… 38

さ

- サーカディアンリズム …… 7
- 在院日数の延長 …… 4
- 採光 …… 89, 136
- 在宅 …… 125
- サイトカイン …… 13, 33, 117
- 催眠作用 …… 71
- サイレース® …… 125
- 叫び …… 24
- 錯覚 …… 84
- 作用発現時間 …… 71
- 酸化ストレス反応 …… 10
- 三環系抗うつ薬 …… 12, 129
- 酸素化障害 …… 106
- ザンタック® …… 130

し

- ジアゼパム …… 28, 68
- 出血性梗塞 …… 26
- 視覚障害 …… 34
- 時間の認識 …… 137
- 思考散乱 …… 2
- 事故(自己)抜去 …… 4, 41, 52, 102, 111
- 指示薬 …… 68
- 四肢抑制帯 …… 101
- 支持療法薬 …… 120
- ジストニア …… 76
- シスプラチン …… 119
- 持続性せん妄 …… 5
- 視聴覚の変化 …… 89
- 失見当識 …… 2, 22, 45
- ジプレキサ® …… 72, 80
- 死亡率 …… 16
- 社会的苦痛 …… 126
- 若年患者 …… 32
- 周囲の環境 …… 140
- 重症患者 …… 48, 111

重症肺炎 28
集中治療せん妄スクリーニング
　チェックリスト 45
集中力低下 23
終末期せん妄 17,124
出血 134,137
術後 15,110,134
　──せん妄 15,16
腫瘍崩壊症候群 120
循環血液量低下 28
準備因子 14,16,30,107,113,
　116,140
消化器がん 117
症状の変動(動揺性) 22,35,45
焦燥 12,23
情動コントロール 10
床頭台 141
小児 32
情報共有 41,49,94
情報提供 98,142
ショック 65,66
処方薬 60,62
自律神経症状 12
視力障害 140
腎機能障害 119,137
神経伝達物質 11
進行がん 9,117
侵襲 16
腎障害 74,85
振戦 76
身体拘束せざるを得ない三原則
　 100
身体拘束ゼロ作戦 100
身体的苦痛 126,134
身体的ストレス 30,140
身体の要因 52,136
身体抑制 52,85,100,143
　──のガイドライン 100
心不全 106,137
腎不全 137
心理症状 25

心理的ストレス 30

・・・・・・・・・す・・・・・・・・・

錐体外路症状 76
水分出納 134
髄膜炎 28
睡眠・覚醒リズム 25
睡眠障害 24,28,60,64,136
睡眠導入薬 52,107
睡眠薬 30,71,130,136
スクリーニングツール 34,83,
　144
ステロイド 28,120

・・・・・・・・・せ・・・・・・・・・

生活背景の把握 108
生活リズム 88,109,142
清潔ケア 92,125
静座不能症 76
成人重症患者に対する鎮痛・鎮静
　薬の使用に関する臨床ガイドラ
　イン 73
精神症状 2,26,37,89
精神的ストレス 30
精神的要因 136
成人の急性重症患者に対する鎮静
　薬と麻酔薬の使用に関するガイ
　ドライン 17
接し方 89
セルシン® 28,68
セルフケア能力 139
セレネース® 12,72
セロクエル® 12,72,80
セロトニン 12
　──5-HT$_2$受容体遮断作用
　 72
全身状態 106,134
全人的苦痛 126
全脳照射 120
せん妄ケアチーム 113

せん妄スクリーニングツール
　 35,83
せん妄治療 72,80
せん妄のアセスメント 20
せん妄のサブタイプ(亜型) 6,81
せん妄の診断基準 2
せん妄のスクリーニング 34
せん妄発症時のケア 84
せん妄予防 104,128
せん妄リスク 98

・・・・・・・・・そ・・・・・・・・・

双極性障害 65
早期離床 128
創痛 118
挿入物の整理 103
瘙痒感 86
促進因子 14,16,28,84,103,
　107,112,116,140

・・・・・・・・・た・・・・・・・・・

代謝性脳症 9
大脳皮質の機能不全 11
耐えがたい苦痛 125
多職種チーム 20,103,121
多臓器不全 110
短期記憶 108
短期入院 120
短時間作用型 71

・・・・・・・・・ち・・・・・・・・・

チームアプローチ 113
チアプリド 73,80
知覚の変化 2
遅発性ジスキネジア 77
注意緩慢 23
注意障害 2,23,64,89
注意力欠如 45
注意力スクリーニングテスト 41
中心静脈ライン 111
中毒 28

昼夜逆転 ……………… 7, 60, 68
長期記憶 ……………………… 108
長期入院 ………………………… 17
超短時間作用型 ………………… 71
直接因子 ……… 14, 16, 28, 64, 84,
　　　　　107, 113
鎮静 ……… 16, 45, 48, 84, 107, 125
　　──作用 …………………… 71, 90
　　──深度 …………………… 41, 48
鎮静薬 ………… 15, 28, 45, 100, 128
　　──に関連したせん妄 ……… 15

・・・・・・・・・ て ・・・・・・・・・

低栄養 ……………………… 117, 138
低活動型せん妄 ……… 4, 6, 22, 34,
　　　　　60, 80, 112
低血糖 …………………………… 65
低酸素 ……………… 41, 106, 118
　　──血症 …………… 20, 28, 134
　　──脳症 ……………………… 65
定時薬 …………………………… 80
ディプリバン® ………………… 125
デパス® ………………………… 68
電解質異常 ………………… 9, 134
電解質バランス ………… 117, 120
てんかん ………………………… 65
転倒・転落 … 4, 20, 23, 41, 52, 140
　　────の要因チェック表
　　　　　…………………………… 52
転倒リスクアセスメントツール
　　　　　…………………………… 20
転落防止帯 …………………… 101

・・・・・・・・・ と ・・・・・・・・・

統合失調症 ………………… 12, 65
動作緩慢 ………………………… 76
疼痛 ………… 30, 41, 125, 134, 140
　　──のアセスメント ……… 126
糖尿病 …………………… 81, 137
突然死 …………………………… 84
ドネペジル ……………………… 12

ドパミン ………………………… 12
　　──D$_2$受容体遮断作用 …… 72
　　──受容体遮断薬 …………… 12
トフラニール® ………………… 12
トリヘキシフェニジル ………… 12
ドルミカム® ……………… 28, 125
ドレーン ……………… 86, 111, 118

・・・・・・・・・ な ・・・・・・・・・

内部環境の安定性の保持 ……… 84
内分泌異常 ……………………… 10
ナトリウム …………………… 137

・・・・・・・・・ に ・・・・・・・・・

ニーチャムスケール ……… 38, 48
日常生活 ………………… 136, 143
　　──動作 …………………… 139
日内変動 ………………… 4, 22, 83
日用品 ………………………… 142
日中傾眠 ………………………… 96
日本版・集中治療室における成人
　重症患者に対する痛み・不穏・
　せん妄管理のための臨床ガイド
　ライン ……………………… 17, 72
尿毒症 …………………………… 65
尿量 …………………………… 134
認識障害 ………………………… 89
認知機能 …………………… 10, 16
　　──障害 …………………… 60
認知機能低下 ………… 16, 64, 107
認知障害 …………………… 2, 23
認知症 ……… 22, 25, 30, 34, 64, 81,
　　　　　108, 137
　　──高齢者 ………………… 109
認知の変化 ………………… 23, 35

・・・・・・・・・ ね ・・・・・・・・・

寝言 …………………………… 24
眠気 …………………………… 71
眠りやすい環境 ……………… 88
年齢 …………………… 30, 52, 68

・・・・・・・・・ の ・・・・・・・・・

脳炎 …………………………… 28
脳機能障害 …………………… 33
脳血管障害 ……………… 28, 64
脳梗塞 ………………… 26, 108
脳腫瘍 ………………………… 120
脳低酸素状態 ………………… 28
脳転移 ………………………… 9
脳内セロトニン系 …………… 12
脳内ドパミン系 ……………… 12
脳内ノルアドレナリン系 …… 12
脳の機能不全 ………………… 10
脳波異常 ……………………… 64
脳浮腫 ………………… 26, 120
ノルアドレナリン …………… 12

・・・・・・・・・ は ・・・・・・・・・

パーキンソニズム …………… 76
パーキンソン病 ……………… 25
肺炎 ………………………… 107
肺がん ……………………… 117
敗血症 ………………………… 28
排泄ケア …………………… 125
肺塞栓 ………………………… 28
バイタルサイン ………… 66, 134
白質脳症 …………………… 119
白内障 ………………………… 89
発汗 …………………………… 12
抜管後せん妄 ………………… 18
発症時の見守り …………… 143
発症様式 ………………… 22, 60
発熱 …………………… 28, 81
パニック障害 ………………… 12
羽ばたき振戦 ………………… 64
バルビツール酸系薬剤 …… 125
バルビツレート ……………… 13
ハロペリドール …………… 12, 72

・・・・・・・・・ ひ ・・・・・・・・・

被害妄想 ……………………… 12
光の調整 …………………… 137

悲嘆反応へのケア ………… 125	部屋移動 …………………… 91	抑制着 ……………………… 102
非定型抗精神病薬 ………… 72	ベンゾジアゼピン系… 13,28,129	抑制具 ……………………… 102
ヒドロキシジン …………… 71		抑制性の神経伝達機能 …… 13
ビペリデン ………………… 12	●●●●●● ほ ●●●●●●	予防ケア ………………… 52,144
非薬物的アプローチ …… 96,108	包括指示 …………………… 68	
病態悪化 …………………… 106	放射線療法 ………………… 120	●●●●●● ら ●●●●●●
昼間の覚醒 ………………… 109	歩行障害 …………………… 102	ラニチジン ………………… 130
疲労 …………………… 89,109	ホメオスタシスの低下 …… 30	ラメルテオン ……………… 128
貧血 ………………………… 117		
頻尿 …………………… 137,140	●●●●●● ま ●●●●●●	●●●●●● り ●●●●●●
頻脈 ………………………… 12	麻酔薬 ……………………… 118	リエゾンチーム …………… 81
	麻痺 …………………… 23,139	離床 …………………… 4,89,94,137
●●●●●● ふ ●●●●●●	慢性心不全 ………………… 106	──センサー ……………… 102
ファモチジン ……………… 129	慢性閉塞性肺疾患 ………… 106	リスクアセスメント ……… 49
不安 ………… 12,18,23,30,98,136		リスク因子 ……………… 15,41,144
フィジカルアセスメント … 134	●●●●●● み ●●●●●●	リスパダール® ………… 12,72,80
フェイススケール ………… 17	ミダゾラム ……………… 28,125	リスペリドン …………… 12,72,80
不穏 ………… 2,17,30,66,100,107	ミトン ……………………… 102	離脱 ……………………… 13,28
──時指示 ………………… 68		リッチモンド鎮静・興奮スケール
──のアセスメント ……… 18	●●●●●● め ●●●●●●	……………………………… 41
不快症状の緩和 …………… 89	明暗順応の低下 …………… 89	利尿薬 ……………………… 106
深い鎮静 …………………… 125	めまい ……………………… 71	リバスタッチ®パッチ …… 12
不可逆的悪液質 …………… 124	メラトニン ……………… 128,137	リバスチグミン …………… 12
不整脈 …………………… 16,84,138	──受容体作動薬 ……… 128	リハビリテーション …… 4,94
物質中毒 …………………… 65	面会 …………………… 99,143	流涎 ………………………… 76
物質離脱 …………………… 65	──依頼 …………………… 143	倫理的な問題 ……………… 17
不適切な鎮静 ……………… 17		
不動化 ……………………… 111	●●●●●● も ●●●●●●	●●●●●● れ ●●●●●●
不眠 …………………… 25,136	妄想 …………………… 45,52	レビー小体型認知症 ……… 23
──時指示 ………………… 68	──的記憶 ………………… 20	レミニール® ……………… 12
ふらつき …………………… 71	モニター類 ………………… 84	
フルオロウラシル ………… 119	モルヒネ …………………… 130	●●●●●● ろ ●●●●●●
フルジアゼパム …………… 68		ロゼレム® ………………… 128
フルタゾラム ……………… 68	●●●●●● や ●●●●●●	
フルニトラゼパム ………… 125	夜間せん妄 ………………… 7	## 欧文その他
プロポフォール …………… 125	薬剤によるせん妄 ………… 107	
	薬剤の再評価 ……………… 62	●●●●●● A ●●●●●●
●●●●●● へ ●●●●●●	薬剤の中止 ………………… 83	ADL低下 ………………… 4,82
ベッド移動 ………………… 91	薬物療法 …………… 80,83,90,128	ADL能力 ………………… 95
ベッドサイド ……………… 140		
ベッドの向き ……………… 137		

B

BPS	17
BPSD	25

C

CAM-ICU	41
CCS	8
COPD	106
CPOT	17

D

DELTAプログラム	121,122
DSM-5	2
DST	35,50,144

E

EM	94

G

GABA神経系	13
GCS	5

H

H_2受容体拮抗薬	129

I

ICD-10	2
ICDSC	45,144
ICUにおける混乱評価法	41
ISBARC	56

J

J-PAD	17,72,128
JCS	5

M

MSツワイスロン®	130

N

NEECHAM混乱・錯乱状態スケール	38
NRS	17

P

PAD	17,73
PICS	115

Q

q-SOFA	33
QT延長	84

R

RASS	18,41
RBD	24
REM睡眠行動障害	24

S

SOFA	33

V

VAS	17

一般病棟ナースのための
せん妄ケア

2017年12月5日　第1版第1刷発行	編　集	聖マリアンナ医科大学病院 多職種せん妄対策プロジェクト
	発行者	有賀　洋文
	発行所	株式会社 照林社 〒112-0002 東京都文京区小石川2丁目3-23 電　話　03-3815-4921（編集） 　　　　03-5689-7377（営業） http://www.shorinsha.co.jp/
	印刷所	共同印刷株式会社

- 本書に掲載された著作物（記事・写真・イラスト等）の翻訳・複写・転載・データベースへの取り込み、および送信に関する許諾権は、照林社が保有します。
- 本書の無断複写は、著作権法上での例外を除き禁じられています。本書を複写される場合は、事前に許諾を受けてください。また、本書をスキャンしてPDF化するなどの電子化は、私的使用に限り著作権法上認められていますが、代行業者等の第三者による電子データ化および書籍化は、いかなる場合も認められていません。
- 万一、落丁・乱丁などの不良品がございましたら、「制作部」あてにお送りください。送料小社負担にて良品とお取り替えいたします（制作部 ☎0120-87-1174）。

検印省略（定価はカバーに表示してあります）
ISBN978-4-7965-2417-9
©聖マリアンナ医科大学病院多職種せん妄対策プロジェクト/2017/Printed in Japan